Muskelverspannungen

Ätiologie, Diagnostik und Therapie

sanofi

Mit freundlicher Empfehlung
überreicht durch
SANOFI WINTHROP GmbH, München

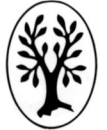

Muskelverspannungen

Ätiologie, Diagnostik und Therapie

Herausgegeben von
Thierry Marc Ettlin und Heinrich Ernst Kaeser

Mit Beiträgen von

André G. Aeschlimann
Wolfgang W. Bolten
Anne Eckert
Thierry Marc Ettlin
George Graber
Heinrich E. Kaeser
Peter Keel
Tom Laser
Heiner Menninger

Siegfried Mense
Walter E. Müller
Dieter Pongratz
Klaus L. Schmidt
Hans Schwarz
Pedrag Spasojevic
Stephan Spiess
Manfred Zimmermann

35 Abbildungen
24 Tabellen

1998
Georg Thieme Verlag
Stuttgart · New York

Die Deutsche Bibliothek –
CIP-Einheitsaufnahme

Muskelverspannungen : Ätiologie,
Diagnostik und Therapie ; 24 Tabellen /
hrsg. von Thierry Marc Ettlin und Heinrich
Ernst Kaeser. Mit Beitr. von André G.
Aeschlimann … – Stuttgart ; New York :
Thieme, 1998

Wichtiger Hinweis: Wie jede Wissenschaft ist die Medizin ständigen Entwicklungen unterworfen. Forschung und klinische Erfahrung erweitern unsere Erkenntnisse, insbesondere was Behandlung und medikamentöse Therapie anbelangt. Soweit in diesem Werk eine Dosierung oder eine Applikation erwähnt wird, darf der Leser zwar darauf vertrauen, daß Autoren, Herausgeber und Verlag große Sorgfalt darauf verwandt haben, daß diese Angabe **dem Wissensstand bei Fertigstellung des Werkes** entspricht.

Für Angaben über Dosierungsanweisungen und Applikationsformen kann vom Verlag jedoch keine Gewähr übernommen werden. **Jeder Benutzer ist angehalten,** durch sorgfältige Prüfung der Beipackzettel der verwendeten Präparate und gegebenenfalls nach Konsultation eines Spezialisten festzustellen, ob die dort gegebene Empfehlung für Dosierungen oder die Beachtung von Kontraindikationen gegenüber der Angabe in diesem Buch abweicht. Eine solche Prüfung ist besonders wichtig bei selten verwendeten Präparaten oder solchen, die neu auf den Markt gebracht worden sind. **Jede Dosierung oder Applikation erfolgt auf eigene Gefahr des Benutzers.** Autoren und Verlag appellieren an jeden Benutzer, ihm etwa auffallende Ungenauigkeiten dem Verlag mitzuteilen.

© 1998 Georg Thieme Verlag
Rüdigerstraße 14
70469 Stuttgart

Printed in Germany

Umschlaggrafik: Martina Berge,
Erbach-Ernsbach

Satz und Druck: Druckhaus Götz GmbH,
Ludwigsburg (gesetzt auf CCS Textline,
Linotronic 630)

Buchbinderei: Held, Rottenburg

ISBN 3-13-110611-5   1 2 3 4 5 6

Vorwort

Muskelverspannungen gehören zu den häufigsten Krankheitserscheinungen und Befindlichkeitsstörungen, die den Patienten zum Arzt führen. Die Ursachen von Muskelverspannungen sind vielfältig. Muskelverspannungen, Muskelsteifigkeit und Weichteilschmerzen beschäftigen im klinischen Alltag den Allgemeinpraktiker, den Rheumatologen, den Facharzt für physikalische Medizin, den Neurologen, den Orthopäden, den Zahnarzt und den Psychosomatiker. Die Pathophysiologie der Muskelverspannungen ist ein bedeutender Bereich der klinischen Forschung und der klinischen Pharmakologie. Die oft schwierige therapeutische Beeinflußbarkeit, die häufige Chronifizierung im klinischen Verlauf mit Invalidisierung haben hohe Kosten zur Folge. Unsere Erfahrung zeigt, daß die verschiedenen Ursachen und Therapien der Muskelverspannungen in der Ausbildung des Medizinstudenten und der ärztlichen Weiterbildung zu segmental von den verschiedenen Fachspezialisten gelehrt werden und dadurch die notwendige Breite und Tiefe der Differentialdiagnose, die Voraussetzung für die richtige Therapie sind, ungenügend vermittelt wird. Daher war unser Anliegen, die Pathologie, Klinik und Therapie der Muskelverspannungen in einem Buch zusammengefaßt aus der Sicht der am meisten betroffenen Fachgebiete und gleichzeitig im interdisziplinären Zusammenhang darzustellen. Nach den einleitenden Kapiteln zur Ätiologie und Diagnostik, in denen auch neuere Erkenntnisse der Grundlagenforschung und wissenschaftliche Untersuchungsmethoden berücksichtigt sind, werden die fachspezifische Differentialdiagnose und Therapie in den verschiedenen Fachgebieten der Rheumatologie, Orthopädie, Neurologie, Zahnmedizin und Psychosomatik sowie die interdisziplinären Aspekte besprochen. Das letzte Kapitel ist der Therapie gewidmet und beschäftigt sich im Überblick mit den medikamentösen, physikalischen und psychotherapeutischen Therapien. Das Buch soll Studierenden, Ärztinnen und Ärzten für die Postgraduate-Ausbildung und Fachspezialisten dienen.

Ein interdisziplinäres Buch kann nur ein Mehrautorenbuch sein. Die Herausgeber sind allen Mitautoren zu großem Dank verpflichtet. Unser Dank gilt dem Georg Thieme Verlag für die anspruchsvolle redaktionelle Verarbeitung.

Januar 1998   Thierry Marc Ettlin
                                                    Heinrich Ernst Kaeser

Anschriften

PD Dr. André G. Aeschlimann
Rheuma- und
Rehabilitationsklinik
CH-5330 Zurzach

Professor Dr. Wolfgang W. Bolten
Rheumaklinik Wiesbaden
Leibnitzstraße 23
65191 Wiesbaden

Dr. Anne Eckert
J.-W. Goethe Universität
Frankfurt am Main
Pharmakologisches Institut für
Naturwissenschaftler
Marie-Curie-Str. 9
60439 Frankfurt/M.

PD Dr. Thierry Marc Ettlin
Rehaklinik Rheinfelden
Salinenstraße 98
CH-4310 Rheinfelden

Professor Dr. George Graber
em. Professor für Prothetik
und Kaufunktionslehre
der Universität Basel
Stegmühleweg 16
CH-4123 Allschwill

Professor Dr. Heinrich E. Kaeser
em. Professor für Neurologie
der Universität Basel
Sonnenweg 3
CH-4052 Basel

PD Dr. Peter Keel
Universität Basel
Psychiatrische Universitäts-
Poliklinik
Zweigstelle Claragraben
Postfach
CH-4005 Basel

Dr. Tom Laser
Am Höhenring 21
94086 Griesbach

Professor Dr. Heiner Menninger
Rheumazentrum Bad Abbach
I. Medizinische Klinik
Postfach 1134
93074 Bad Abbach

Professor Dr. Siegfried Mense
Universität Heidelberg
Institut für Anatomie
und Zellbiologie
Im Neuenheimer Feld 307
69120 Heidelberg

Professor Dr. Walter E. Müller
J.-W.-Goethe Universität
Frankfurt am Main
Pharmakologisches Institut für
Naturwissenschaftler
Marie-Curie-Str. 9
60439 Frankfurt/M.

Professor Dr. Dieter Pongratz
Universität München
Friedrich-Baur-Institut
Ziemssenstraße 1 a
80336 München

Professor Dr. Klaus L. Schmidt
Justus-Liebig-Universität Gießen
Klinik für Rheumatologie,
Physikalische Medizin
und Balneologie
Ludwigstraße 37 – 39
61231 Bad Nauheim

Dr. Hans Schwarz
Bethesda Spital
Gellertstraße 144
CH-4020 Basel

Dr. Pedrag Spasojevic
Rheuma- und
Rehabilitationsklinik
CH-5330 Zurzach

Stephan Spiess
Rheuma- und
Rehabilitationsklinik
CH-5330 Zurzach

Professor Dr. Dr. h.c.
Manfred Zimmermann
Universität Heidelberg
II. Physiologisches Institut
Im Neuenheimer Feld 326
69120 Heidelberg

Inhaltsverzeichnis

Einleitung

Heinrich E. Kaeser und Thierry M. Ettlin

Muskelverspannung, Muskelsteifigkeit und Weichteilschmerzen sind Begriffe, die den Allgemeinpraktiker, Rheumatologen, Vertreter der physikalischen Medizin, Orthopäden, Zahnarzt, Neurologen und Psychosomatiker fast gleichermaßen beschäftigen. Was ist aber diese Muskelsteifigkeit, dieser Muskeltonus? Er setzt sich aus verschiedenen Komponenten zusammen: einmal aus der Elastizität der Gelenkkapseln, Ligamente und Faszien und tritt vor allem bei langsamen Bewegungen zutage. Bei schnelleren Bewegungen spürt man die Viskoelastizität, wahrscheinlich beruhend auf dem Gleiten der Myofibrillen gegeneinander. Sie zeigt thixotrope Eigenschaften, d. h. nimmt bei größeren Bewegungen sofort ab. An pathologischen Muskelverhärtungen kennen wir die Kontraktur, die umschriebenen Myogelosen mit Triggerpunkten und Tenderpunkten. Sie alle sind nicht von elektrischen Entladungen begleitet, sie laufen unabhängig von den Vorderhornzellen ab und sind im EMG stumm. Sie sind klar abzugrenzen von der Spastizität bei supranukleären Läsionen mit Reflexsteigerung und einem Widerstand gegenüber passiven Bewegungen, der von EMG-Potentialen begleitet ist. Auch die Muskelspasmen sind von einem EMG-Korrelat begleitet in Form einer hypersynchronen Aktivität. Die Rigidität unterscheidet sich von der Spastizität durch das Fehlen einer Reflexsteigerung und durch Kontraktionen sowohl beim Verlängern als auch beim Verkürzen eines Muskels. Der chronische Hartspann der Rückenmuskulatur besitzt wahrscheinlich eine Zwischenstellung. Das Ruhe-EMG zeigt eine relativ spärliche Aktivität, und auch bei der Kontraktion ist das EMG-Muster gelichtet. Hier sind offenbar ein Muskelumbau und eine Fibrose vorhanden.

Die Diagnose des muskulären Hartspannes geschieht in erster Linie durch Palpieren des ganzen verspannten Muskels, durch Suchen nach Myogelosen, Triggerpunkten und Tenderpoints sowie Prüfen der Funktion. Der Effekt einer Lokalanästhesie von Triggerpunkten kann die Diagnose stützen.

Was steht dem Arzt aber zusätzlich in der Praxis zur Verfügung, um die Muskelverspannung zu quantifizieren? In erster Linie ist es das Tissue-Compliance-Meter von A. A. Fischer. Es funktioniert ähnlich wie das Druckdolorimeter, es mißt die Eindringtiefe des Gummibolzens in das

Gewebe bei einer bestimmten Belastung in Kilogramm. Die Untersuchung ist nützlich für intraindividuelle Untersuchungen. Zwischen einzelnen Individuen gibt es jedoch eine große Streubreite.

In gut eingerichteten neuromuskulären Laboratorien stehen weitere Untersuchungen zur Verfügung. Sie alle stützen sich auf eine computerisierte Auswertung der Ergebnisse. Zu erwähnen ist hier einmal der Pendeltest, welcher die Sinuskurven des frei schwingenden Beines registriert. Es zeigt sich, daß bei der generalisierten Fibromyalgie die Dämpfungswerte fast immer und bei anderen chronischen Schmerzzuständen in etwa der Hälfte pathologisch sind. Von besonderem Wert ist aber der Pendeltest bei spastischen Zuständen, wobei die Spastizität vor allem mit dem Relaxationsindex sehr gut zahlenmäßig erfaßt werden kann.

Eine weitere Methode ist die Badismographie mit Registrierung der Gehbewegungen auf dem Laufband. Dazu werden entweder Kaltlichtdioden verwendet oder ein 3D-Ultraschallgerät. Man kann auch gleichzeitig das EMG verschiedener Muskeln mit Tele-EMG ableiten. Die Fahrradergometrie analysiert die EMG-Summenkurven bei genau definierten Bewegungen mit dem Fahrradpedal. Die Elektromyographie arbeitet vorwiegend mit Oberflächenableitung. Das EMG ist stumm bei Kontrakturen und Myogelosen, jedoch positiv bei Spasmen, spastischen und rigiden Verspannungszuständen und gibt Auskunft über das Zusammenspiel von Antagonistenpaaren.

Die Thermographie untersucht Temperaturdifferenzen auf der Körperoberfläche. Unter sorgfältigen Kautelen zeigen sich bei radikulären und pseudoradikulären Zuständen immer Temperaturdifferenzen. Akute entzündliche Zustände gehen mit einer Temperaturerhöhung, chronische Zustände auch mit Temperaturverminderung einher. Bei der Fibromyalgie findet man offenbar nebeneinander hyper- und hypotherme Areale.

Die Untersuchung der Resonanzfrequenz wird im 1. Kapitel geschildert. Die Biopsie leistet bei Muskelverspannungen und spastischen Zuständen wenig und zeigt nur unspezifische Befunde, außer bei Myopathien, welche mit Muskelkrämpfen einhergehen. Besonders zu erwähnen ist die psychosomatische Untersuchung, welche auf die Persönlichkeit, Partnerschaftsverhältnisse, Arbeitsumstände usw. eingeht und Licht in die oft psychisch bedingten oder mitbedingten Spannungen bringen kann.

Untersuchungen in hochspezialisierten Laboratorien bringen Auskünfte über die Pathogenese der Muskelverspannungen. Zu erwähnen sind hier die MRI-Spektroskopie, welche auf unblutige Weise die Konzentration energiereicher Phosphate und das Gewebs-pH darstellen kann, sowie die intramuskuläre pO_2-Messung. Bei diesen Untersuchungen ergab es sich, daß Muskelverspannungen im allgemeinen mit erhöhten pO_2-Werten einhergehen, während im Zentrum einer Myogelose eine ausgeprägte Hypoxie zu finden ist. Bei diesen Myogelosen besteht offenbar eine Störung der Kalziumrückresorption in das sarkoplasmatische Retikulum und eine Muskelverspannung als Folge oder als Ursache der umschriebenen Hypoxie.

Die therapeutischen Ansätze bei schmerzhaften Muskelverspannungen umfassen verschiedene Methoden. Die physikalische Therapie arbeitet vorwiegend mit Wärme oder Kälte, während die Physiotherapie hauptsächlich die Dehnung der verspannten Muskeln anstrebt und die Korrektur von Fehlhaltungen. Zur Behandlung chronischer Verspannungs- und/oder Schmerzzustände sollten diese beiden Therapieformen im Vordergrund stehen. In manchen Fällen hat aber auch der Psychosomatiker hier eine gewichtige Aufgabe.

Das Haupteinsatzgebiet der medikamentösen Therapie dagegen ist sicher die Akutphase der schmerzhaften Muskelverspannung und/oder die Vorbereitung auf eine physiotherapeutische oder physikalische Therapie.

Eingesetzt werden hier einfache Analgetika, wie z.B. Paracetamol, nichtsteroidale Antirheumatika und mit spezifischer Wirkung auf die Muskelverspannung die Muskelrelaxanzien. Häufig verwendete Substanzen sind Tetrazepam, Tizanidin und Baclofen sowie Tolperison, Orphenadrin und Mephenesin.

Bei den Muskelrelaxanzien wird pharmakologisch zwischen myotonolytischen und antispastischen Substanzen differenziert. Im klinischen Alltag ist dieser Unterschied weniger relevant, da ein und dasselbe Medikament seine Wirkung bei beiden Indikationen entfalten kann und im Einzelfall die Beachtung aller pathophysiologischer Begleitumstände für die Wahl der am besten wirkenden Substanz entscheidend ist. Besonders etabliert als Antispastika sind die Substanzen Tizanidin, Baclofen und das Tetrazepam.

Bei länger anhaltenden muskulären Verspannungen ohne Vorliegen eines entzündlichen Korrelats sollte der Einsatz von nichtsteroidalen Antirheumatika, vor allem vor dem Hintergrund des hohen Risikos gastrointestinaler Nebenwirkungen, kritisch überdacht werden.

Muskelverspannungen sind ein Arbeitsfeld mit noch vielen ungelösten Fragen, aber auch mit wesentlichen Fortschritten in der Erkennung der Pathophysiologie und in der Therapie.

Pathophysiologie der Muskelverspannungen

Siegfried Mense

Der normale Muskeltonus

Unter einer Muskelverspannung wird üblicherweise eine Steigerung der normalen unwillkürlichen Spannung des Muskels, d. h. eine Erhöhung des Muskeltonus verstanden. Eine Diskussion von Muskeltonusveränderungen wird dadurch erschwert, daß eine allgemeingültige Definition des Tonus nicht existiert. Oft wird der Muskeltonus als ein basaler Kontraktionszustand des Muskels angesehen, der angeblich dadurch erzeugt wird, daß die Impulsaktivität in Muskelspindelafferenzen eine schwache Kontraktion einer kleinen Zahl von motorischen Einheiten in jedem Muskel auslöst (sog. reflektorischer Muskeltonus).

Schon seit längerer Zeit ist jedoch bekannt, daß ein völlig entspannter Muskel im EMG keinerlei Aktivität aufweist (Basmajian 1957). Dies bedeutet, daß sich in entspannter Ruhe keine Muskelfasern kontrahieren. Auch der entspannte Muskel besitzt jedoch einen gewissen Muskeltonus. Es ist daher sinnvoll, zwei Komponenten des Muskeltonus zu unterscheiden, von denen eine auch ohne EMG-Aktivität vorhanden ist (der viskoelastische Tonus), und die andere durch das Auftreten von (unwillkürlichen) Muskelkontraktionen gekennzeichnet ist (die kontraktile Aktivität; Abb. **1**). Eine allgemein anerkannte Terminologie für die verwendeten Begriffe ist derzeit nicht vorhanden, die Bezeichnungen sind daher als Vorschläge anzusehen. In einem völlig entspannten Muskel ist nur der viskoelastische Tonus vorhanden. Findet sich in einem normalen Muskel in Ruhe EMG-Aktivität, so handelt es sich um unnötige Kontraktionen von motorischen Einheiten, die durch geeignete Entspannungsmaßnahmen beseitigt werden können (normale elektrogene Kontraktion). „Elektrogen" bedeutet, daß die Aktivierung der Aktin- und Myosin-Filamente durch elektrische Aktivität in α-Motoneuronen oder der Muskelzelle ausgelöst ist. Bei der Kontraktur (s. u.) ist dies nicht der Fall. Bleibt die EMG-Aktivität in Ruhe trotz aller Entspannungsmaßnahmen bestehen, handelt es sich um einen pathologischen elektrogenen Spasmus.

Eine dritte Form der kontraktilen Aktivität in einem ruhenden Muskel, die jedoch nicht mit EMG-Aktivität verbunden ist, ist die Kontraktur im physiologischen Sinn. Darunter wird eine Aktivierung des Aktin-

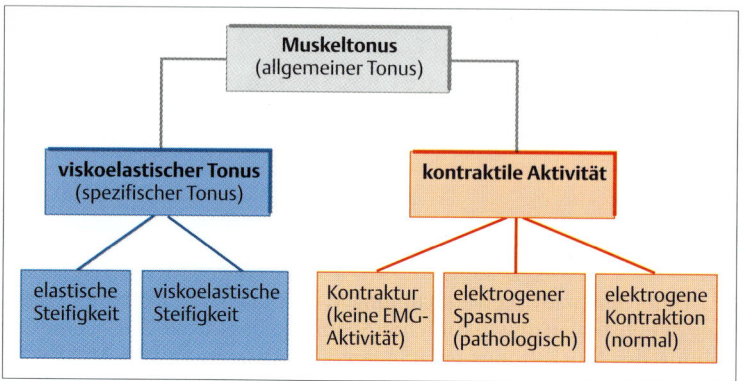

Abb. **1** Schema für die verschiedenen Komponenten des Muskeltonus und einiger seiner pathologischen Veränderungen. Erklärung siehe Text.

Myosin-Apparates ohne elektrische Aktivität der Muskelfaser verstanden, d. h. es laufen keine Aktionspotentiale über die Muskelfaser. Einer der Mechanismen, der zu einer Kontraktur führt, ist die Freisetzung von Kalzium aus den intrazellulären Speichern, die dann direkt zur Aktivierung des Aktin-Myosin-Apparates führt. In der täglichen Praxis ist eine mechanische Verletzung der Speicherstrukturen (des endoplasmatischen Retikulums) durch eine Muskelüberlastung eine mögliche Ursache für die Freisetzung von Kalzium.

Der viskoelastische Tonus kann weiterhin unterteilt werden in die rein elastische und die viskoelastische Steifigkeit. Steifigkeit bedeutet hier im physikalischen Sinn das Verhältnis der aufgewendeten Kraft zu der bewirkten Verformung (je höher die für eine bestimmte Verformung benötigte Kraft, desto größer die Steifigkeit). Der Begriff Steifigkeit deckt sich weitgehend mit dem klinischen Sprachgebrauch für Muskeltonus, da ein hoher Widerstand gegen Dehnung als Zeichen für einen hohen Tonus gewertet wird. Die elastische Steifigkeit ist durch die elastischen Anteile der Gewebe um ein Gelenk herum bedingt (z.B. Gelenkkapsel, Ligamente), die eine gewisse elastische Rückstellkraft besitzen. Diese Komponente kann in der Klinik isoliert geprüft werden, indem ein Gelenk langsam bewegt wird. Unter diesen Bedingungen macht sich die viskoelastische Steifigkeit praktisch nicht bemerkbar.

Der zweite Anteil des viskoelastischen Tonus ist die viskoelastische Steifigkeit. Diese Komponente kann in der Praxis dadurch geprüft werden, daß ein Gelenk schnell bewegt wird. Bei einer schnellen Bewegung sind neben den elastischen Bestandteilen der Extremität auch die viskösen Bestandteile von Bedeutung. Zu diesen viskösen Elementen gehören Flächen, die sich gegeneinander gleitend verschieben, wie z. B. ein Muskel innerhalb seiner Faszie. Eventuell spielt auch das Gleiten der nicht aktivierten Aktin- und Myosinfilamente gegeneinander hierbei eine gewisse Rolle.

Die Thixotropie der Muskulatur

Messungen des viskoelastischen Muskeltonus mit physikalischer Technik haben teilweise verblüffende Ergebnisse erbracht (Walsh 1992). Abb. 2 zeigt eine Messung der viskoelastischen Steifigkeit des Handgelenks. In diesen Experimenten wurde die Hand als physikalisches Pendel

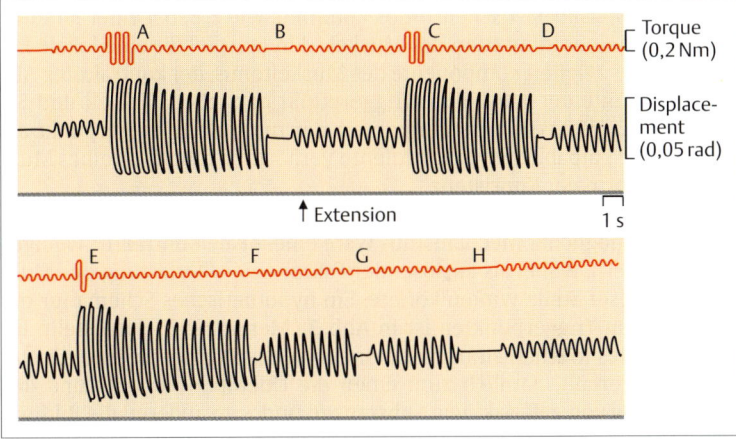

Abb. **2**   Thixotropes Verhalten der Muskeln, die das Handgelenk bewegen. Jeweils obere Spur in der oberen und unteren Bildhälfte: Drehmoment (Torque) des Motors, der das Handgelenk mit sinusoidalem Verlauf bewegte. Jeweils untere Registrierung: Ausschlag des Handgelenks (Displacement), eine Auslenkung nach oben entspricht einer Streckbewegung. In A führte ein stärkeres Drehmoment für 3 Zyklen erwartungsgemäß zu größeren Auslenkungen, jedoch blieben die größeren Auslenkungen auch dann bestehen, als das Drehmoment wieder auf den Ausgangswert gesenkt worden war (Hinweis auf verminderte Viskosität der Muskulatur). Erst eine längere Pause von ca. 1 s in B erhöhte die Viskosität wieder auf den Ausgangswert (erkennbar an den geringeren Auslenkungen). F zeigt, daß ein einziger Zyklus mit stärkerem Drehmoment ausreicht, um die Viskosität anhaltend zu senken (aus Walsh 1992).

betrachtet, das eine bestimmte Masse, eine bestimmte Rückstellkraft und eine visköse Dämpfung besitzt. Das Handgelenk wurde von einem Elektromotor mit einem konstanten Drehmoment in Form von sinusoidalen Auslenkungen geringer Amplitude gestreckt und gebeugt. Wenn sich unter diesen Bedingungen der Ausschlag im Handgelenk ändert, muß sich die Dämpfung (d. h. die Viskosität) des Systems geändert haben, da die Masse und die elastische Rückstellkraft konstant bleiben. Die Messungen ergaben, daß die Viskosität einer Muskelgruppe, die auf ein Gelenk wirkt, stark sinkt, wenn das Gelenk größere Exkursionen vollführt. Dies bedeutet, daß Skelettmuskeln thixotrope Eigenschaften besitzen, d. h. sie senken ihre Viskosität in Abhängigkeit von Bewegungen.

Triggerpunkte als lokale Kontrakturen

Unter pathologischen Bedingungen kann es zu einer isolierten Steigerung des viskoelastischen Tonus kommen, wie z. B. bei einer Entzündung oder einer Induration des Muskels. Ein Beispiel für eine lokale Erhöhung der zweiten Komponente des Muskeltonus, der kontraktilen Aktivität, könnte der muskuläre Triggerpunkt darstellen (Travell und Simons 1983; 1992). Klinisch imponiert der muskuläre Triggerpunkt als eine kleine palpable und druckdolente Verhärtung innerhalb eines Muskels mit normaler Konsistenz.

Die Ursache für die Bildung von Triggerpunkten ist bisher nicht geklärt; ein möglicher Mechanismus wäre eine lokale Kontraktur weniger Muskelfasern, wobei als auslösender Faktor eine Überlastung des Muskels an dieser Stelle wirken könnte. Ein hypothetisches Schema für die Bildung von Triggerpunkten ist in Abb. **3** (Mense 1993) dargestellt. Im Zentrum des Mechanismus steht eine lokale Ischämie, die zwei Circuli vitiosi unterhält, nämlich zum einen die Ödembildung aufgrund der Freisetzung von gefäßaktiven Substanzen und zum anderen die Bildung der lokalen Kontraktur wegen Versagens der Kalziumpumpe. Der Arbeitsgruppe um W. Müller ist es kürzlich gelungen, innerhalb von Myogelosen, die wahrscheinlich einer Ansammlung mehrerer Triggerpunkte entsprechen, eine stark gesenkte Sauerstoffspannung nachzuweisen (Brückle et al. 1990). Damit hat sich ein wesentlicher Aspekt des Circulus-vitiosus-Konzepts bestätigt.

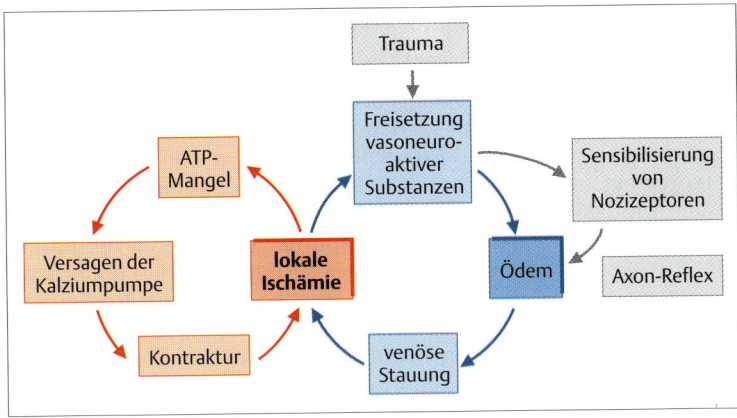

Abb. **3**   Schema für die Entstehung von Triggerpunkten im Skelettmuskel. Ein lokales Trauma (z. B. eine Überdehnung) führt zur Freisetzung von vasoneuroaktiven Substanzen (z. B. Bradykinin, Prostaglandin), die zwei Wirkungen im Gewebe haben: die Sensibilisierung von Nozizeptoren (die die Druckschmerzhaftigkeit des Triggerpunktes verursacht) und eine Permeabilitätssteigerung von Gefäßen, die zu einem lokalen Ödem führt. Das lokale Ödem komprimiert abführende Venolen; als Folge kommt es zu einer venösen Stauung, die eine arterielle Einflußbehinderung in den Bereich der Läsion nach sich zieht. Auf diese Weise entwickelt sich eine lokale Ischämie im Bereich des Traumas. Die lokale Ischämie setzt ihrerseits vasoneuroaktive Substanzen frei, womit sich der nach rechts laufende Circulus vitiosus schließt. Als verstärkender Faktor für das lokale Ödem ist die Freisetzung von Neuropeptiden aus den sensibilisierten nozizeptiven Nervenendigungen über den sog. Axonreflex angeführt. Der mit der Ischämie verbundene Mangel an energiereichem ATP kann zu einem Ausfall der Kalziumpumpe führen, die am Ende einer Willkürkontraktion das Kalzium aus dem Zytoplasma der Muskelzelle wieder in den intrazellulären Speicherraum zurückbefördert und dadurch die Kontraktion beendet. Fällt die Kalziumpumpe wegen Energiemangels aus, bleibt das Kalzium im Zytoplasma der Muskelzelle hoch, und die Muskelzelle verfällt in den Zustand einer Kontraktur, d. h. die Aktin- und Myosinfilamente bleiben dauernd aktiviert. Dieser Zustand ist mit einem höheren Energieverbrauch verbunden, da das Lösen der Myosinköpfe von den Aktinfilamenten Energie benötigt. Der höhere Energieverbrauch verstärkt den durch die Ischämie bedingten Energiemangel.

Das Problem der reflektorischen Muskelverspannung

Ein weit verbreitetes Konzept zur Erklärung von schmerzhaften Verspannungen ganzer Muskeln oder Muskelgruppen ist die sogenannte Schmerz-Spasmus-Schmerz-Hypothese. Die Hypothese besagt, daß ein Schmerzreiz im Muskel Nozizeptoren erregt, die reflektorisch über Interneurone im Rückenmark α-Motoneurone desselben Muskels aktivieren. Die α-Motoneurone bringen dann den schmerzhaften Muskel tonisch zur Kontraktion. Die tonischen Kontraktionen führen zur muskulären Ischämie, da der Muskel ab einer bestimmten Kontraktionskraft die eigene Durchblutung durch Kompression behindert. Ischämische Kontraktionen wiederum sind ein Schmerzreiz für muskuläre Nozizeptoren. Damit schließt sich ein Circulus vitiosus, der theoretisch schmerzhafte Spasmen unterhalten könnte (Abb. 4).

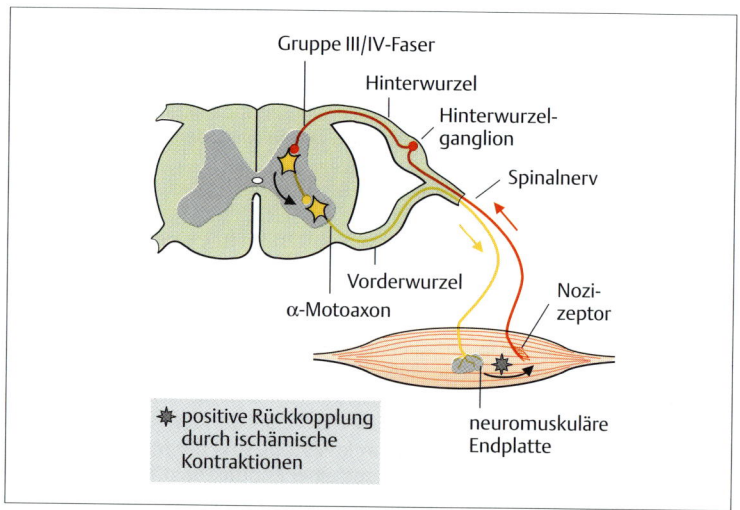

Abb. **4** Schaltschema des Schmerz-Spasmus-Schmerz-Konzepts. Das Konzept muß als überholt angesehen werden; es wird hier nur wegen seiner historischen Bedeutung dargestellt. Dem Schema liegt die Annahme zugrunde, daß ein anhaltender Schmerzreiz muskuläre Nozizeptoren erregt, die über spinale Interneurone die homonymen α-Motoneurone aktivieren. Die Motoneurone bringen den schmerzenden Muskel zur Kontraktion. Eine anhaltende Kontraktion führt zur Ischämie, da sie die Blutgefäße des Muskels komprimiert. Ischämische Kontraktionen sind schmerzhaft und aktivieren die Muskelnozizeptoren, womit sich theoretisch ein Circulus vitiosus schließen könnte.

Viele Aspekte dieses Konzepts werden allerdings durch die vorhandenen tierexperimentellen und klinischen Daten nicht gestützt. So haben Untersuchungen der Aktivität von Extensor-α-Motoneuronen gezeigt (Kniffki et al. 1981), daß diese Zellen durch schmerzhafte Reizung des homonymen Muskels gehemmt werden. Im Gegensatz dazu wurden Flexor-Motoneurone durch Schmerzreize im homonymen Muskel in ihrer Erregbarkeit gesteigert. Die Anwendung dieser Daten auf Patienten könnte zwar Verspannungen in Flexormuskeln erklären, nicht jedoch solche in Extensormuskeln, wo sie ebenfalls häufig vorkommen. Insgesamt liefern segmentale Reflexe in α-Motoneuronen keine hinreichende Erklärung für die Existenz chronischer Spasmen.

Theoretisch könnten Spasmen auch dadurch entstehen, daß γ-Motoneurone unter Muskelschmerzbedingungen ihre Aktivität tonisch steigern. Über die dadurch bedingte Erhöhung der Aktivität in Muskelspindeln und die monosynaptischen Verbindungen der afferenten Fasern der Spindeln mit den α-Motoneuronen könnte so ein Spasmus aufrechterhalten werden. Untersuchungen der eigenen Arbeitsgruppe (Mense und Skeppar 1991) haben jedoch gezeigt, daß γ-Motoneurone bei Einwirkung eines muskulären Schmerzreizes nur vorübergehend erregt werden. Sobald der Schmerzreiz länger als wenige Minuten anhält, kommt es zu einer Hemmung der Aktivität der γ-Motoneurone, die den schmerzhaften Muskel innervieren.

In klinischen Untersuchungen (z. B. Bogduk 1980) entwickelten sich unter der Einwirkung von experimentellen Schmerzreizen ebenfalls keine anhaltenden Verspannungen im Sinne des Schmerz-Spasmus-Schmerz-Konzepts. Die Mehrzahl der klinischen Ergebnisse bestätigt die Annahme, daß ein muskulärer Schmerzreiz über den segmental-spinalen Reflexbogen keinen Dauerspasmus des schmerzenden Muskels auslöst. Tatsächlich scheint es über spinale Verbindungen eher zu einer reflektorischen Hemmung eines schmerzenden Muskels zu kommen (Stockes und Young 1984). Besonders deutlich ist die Hemmung bei einer Läsion des Kniegelenks. Hierbei tritt eine langanhaltende Hemmung des Musculus quadriceps femoris auf, die bis zu einer Atrophie des Muskels gehen kann.

Derzeit fehlt eine wissenschaftlich begründete Erklärung für die bei vielen Patienten vorhandenen Muskelverspannungen. Aufgrund der vorliegenden Daten können segmentale Reflexe als Ursache für die Muskelverspannungen weitgehend ausgeschlossen werden. Eine noch zu beweisende alternative Hypothese wäre, daß die Verspannungen durch erhöhte Aktivität in deszendierenden motorischen Bahnen zustande kommen. Die Ursache für die gesteigerte Aktivität in motorischen Bahnen könnte darin liegen, daß zunächst der schmerzhafte Muskel gehemmt wird. Um trotz des Ausfalls dieses Muskels noch bestimmte Bewegungen durchführen zu können oder die normale Körperhaltung aufrechtzuerhalten, werden durch supraspinale motorische Zentren andere Muskeln kompensatorisch überaktiviert. Der schmerzhafte Spasmus eines bestimmten Muskels wäre demnach Ausdruck der Tatsache, daß ein anderer Muskel (oder eine Muskelgruppe) schmerzhaft gehemmt ist.

Literatur

Basmajian, J. V.: New views on muscular tone and relaxation. Canad. med. Ass. J. 77 (1957) 203 – 205.

Bogduk, N.: Lumbar dorsal ramus syndrome. Med. J. Austr. 2 (1980) 537 – 541.

Brückle, W., Suckfüll, M., Fleckenstein, W., Weiss, C., Müller, W.: Gewebe-pO$_2$-Messung in der verspannten Rückenmuskulatur (M. erector spinae). Z. Rheumatol. 49 (1990) 208 – 216.

Kniffki, K.-D., Schomburg, E. D., Steffens, H.: Synaptic effects from chemically activated fine muscle afferents upon alpha-motoneurones in decerebrate and spinal cats. Brain Res. 206 (1981) 361 – 370.

Mense, S.: Nociception from skeletal muscle in relation to clinical muscle pain. Pain 54 (1993) 241 – 289.

Mense, S., Skeppar, P.: Discharge behaviour of feline gamma-motoneurones following induction of an artificial myositis. Pain 46 (1991) 201 – 210.

Stokes, M., Young, A.: The contribution of reflex inhibition to arthrogenous muscle weakness. Clin. Sci. 67 (1984) 7 – 14.

Travell, J. G., Simons, D. G.: Myofascial Pain and Dysfunction. The Trigger Point Manual (Williams & Wilkins: Baltimore 1983) 713 pp.

Travell, J. G., Simons, D. G.: Myofascial Pain and Dysfunction. In: The Trigger Point Manual, Vol. 2: The Lower Extremities (Williams & Wilkins, Baltimore, London 1992) 607 pp.

Walsh, E. G.: Muscles, Masses and Motion: The Physiology of Normality, Hypotonicity, Spasticity and Rigidity (Mac Keith Press, distributed by Blackwell Scientific Publications: Oxford 1992).

Die pathologisch-anatomischen Befunde bei Muskelverspannungen

Dieter Pongratz

Im Gegensatz zum meist klar zu definierenden myopathologischen Substrat bei neuromuskulären Systemerkrankungen sind pathologisch-anatomische Befunde bei der

— Spastik,
— dem myofaszialen Schmerzsyndrom sowie
— der Fibromyalgie

spärlich und in der Mehrzahl relativ geringfügig bzw. unspezifisch.

Die Abb. **5 a – d** sollen diesen Kontrast in lichtmikroskopischen Übersichten wichtiger Krankheitsursachen (myogene Dystrophie, neurogene Atrophie und Polymyositis auf der einen, schon länger bestehende Fibromyalgie auf der anderen Seite) hervorheben. Während bei den ersten klare und diagnostisch relevante qualitative Befunde zu erheben sind, fallen bei den mit Muskelverspannungen einhergehenden Krankheitsbildern auf den ersten Blick kaum Veränderungen auf. Diskretere Normabweichungen werden nachfolgend dargestellt.

Für die Praxis ist jedoch festzuhalten, daß nach heutigem Wissen die Muskelbiopsie bei chronischen Muskelverspannungen aus diagnostischer Sicht nicht indiziert ist, sondern allenfalls geeignet erscheint, Einblicke in das morphologische Substrat bzw. teilweise in die Pathophysiologie dieser Zustandsbilder zu vermitteln.

Chronische spastische Parese

Sowohl in der Literatur als auch im eigenen Untersuchungsgut sind bioptische Untersuchungen des Muskels bei chronischer spastischer Parese in geringer Zahl vorhanden, da in aller Regel keine Indikation zur Durchführung einer Muskelbiopsie besteht. Die eigenen Fälle sind herausgesucht aus einer großen Zahl von Muskelbiopsien, wobei gelegentlich z. B. gezielt mit der Fragestellung, ob eine generalisierte Vaskulitis oder eine Mitochondriopathie vorliegt, die Biopsie eines Patienten mit einer schon länger bestehenden zentralen Parese zur Untersuchung kam. Im Vordergrund des myopathologischen Bildes stehen dabei quan-

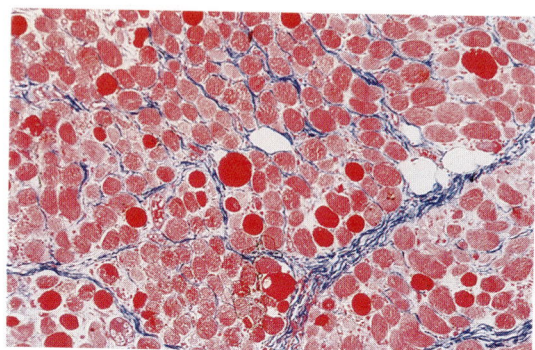

5a Azanfärbung, 100 : 1. Progressive Muskeldystrophie vom Typ Duchenne.

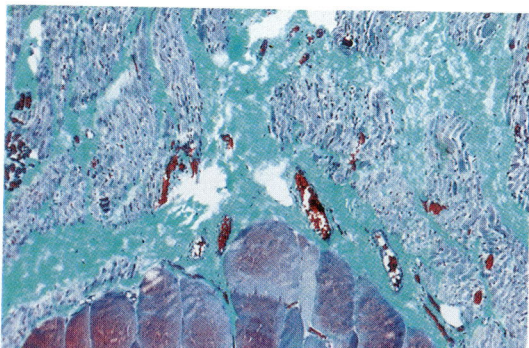

5b Trichrom-färbung, 100 : 1. Neurogene Muskelatrophie.

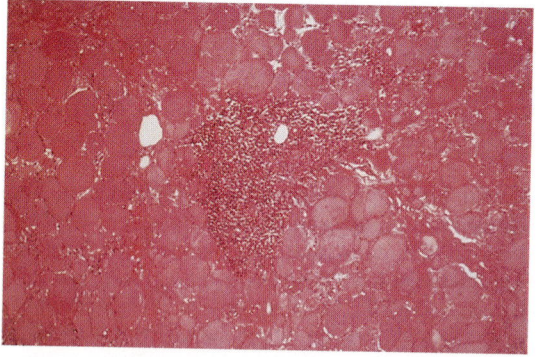

5c Hämatoxylin-Eosin, 100 : 1. Polymyositis.

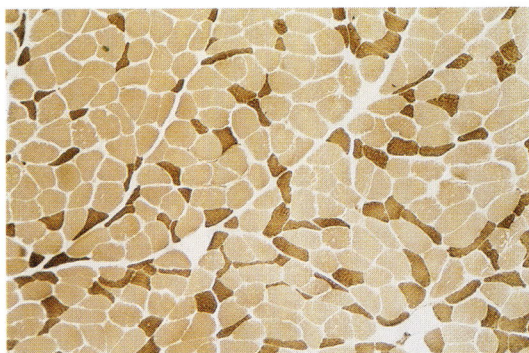

5 d Myofibrilläre ATPase-Reaktion bei pH 9,4, Vergrößerung 100 : 1. Diagnostisch unspezifische Typ-II-Faser-Atrophie bei chronischer Fibromyalgie.

Abb. **5 a – d** Charakteristische myopathologische Befunde bei neuromuskulären Erkrankungen (a – c) im Gegensatz zu den unspezifischen Veränderungen bei chronischer Fibromyalgie (d).

titative Normabweichungen insbesondere der Fasergrößen. Muskeln mit vorwiegend zentraler Parese, wie z. B. der M. tibialis anterior, zeigen eine myopathologisch sehr unspezifische **Typ-II-Faser-Atrophie,** welche nicht von einer beispielsweise schmerzbedingten Inaktivitätsatrophie (vgl. Abb. **5 d**) abzugrenzen ist, sich jedoch klar von einer neurogenen Muskelatrophie bei peripherer Parese (vgl. Abb. **5 b**) unterscheidet. In Muskeln mit hauptsächlich spastischer Tonusvermehrung (z. B. Wadenmuskulatur) findet sich als Ausdruck der länger bestehenden und zum Teil überschießenden Tonusvermehrung eine **Typ-I-Faser-Hypertrophie.**

Nur relativ selten findet man zusätzlich qualitative Normabweichungen, z. B. in Form sogenannter zytoplasmatischer Körperchen, wie sie durchaus mechanischen Überlastungsschäden entsprechen können (Abb. **6, 7**).

Myofasziale Schmerzsyndrome mit „trigger points"

Auch hier ist das bioptische Untersuchungsgut begrenzt. Kleine Mikrotraumen, welche ganz offensichtlich myofasziale Schmerzsyndrome und die Entwicklung von „trigger points" bahnen können, sind in den eigenen Untersuchungen nur aus Tierexperimenten abzuleiten.

In chronischen aktiven „trigger points" findet sich ein verkürzter Z-Streifen-Abstand als Ausdruck einer Dauerkontraktur (Abb. **8**). In den

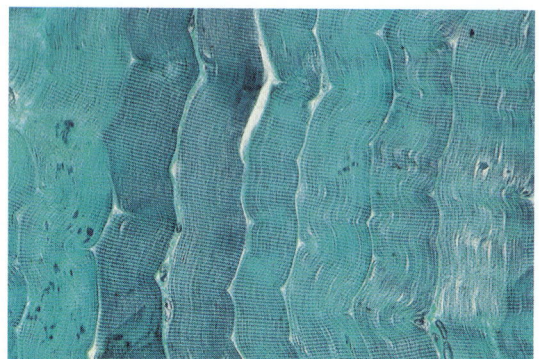

Abb. **6** Trichromfärbung, 400:1. Nachweis mehrerer sog. zytoplasmatischer Körperchen (dunkelrote Einschlüsse) bei chronischer spastischer Tonusvermehrung.

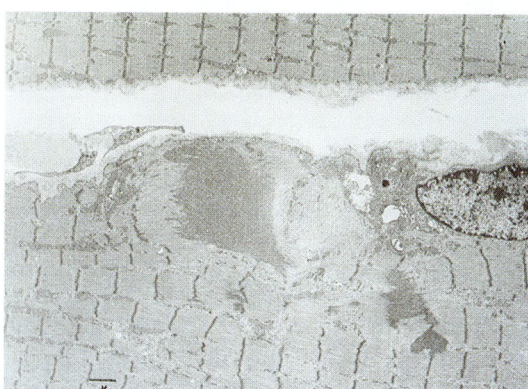

Abb. **7** Elektronenmikroskopischer Nachweis zytoplasmatischer Körperchen im Muskel bei chronischer Spastizität. Vergrößerung 12000:1.

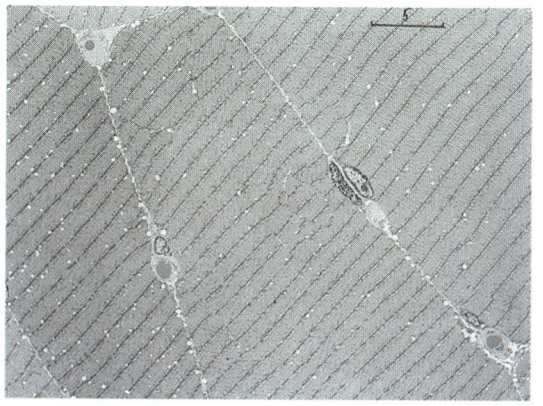

Abb. **8** Elektronenmikroskopisches Bild einer Dauerkontraktur im Zentrum eines „trigger points" bei myofaszialem Schmerzsyndrom. Verkürzter Z-Streifen-Abstand, leichte Irregularitäten der Myofilamente. Vergrößerung 1200:1.

Randpartien ist eher eine Dilatation der Z-Streifen-Abstände zu verzeichnen. Nur bei längerem Bestehen kommt es zu Texturstörungen der Myofibrillen als Ausdruck der Überlastung, zu begleitenden Glykogenansammlungen und ganz selten zu segmentalen Muskelnekrosen.

Fibromyalgie

Auch bei der Fibromyalgie sind die faßbaren myopathologischen Veränderungen in der Regel geringfügig und abhängig von der Zeitdauer der Symptome. Relativ häufig findet man bei längeren Verläufen eine **Typ-II-Faser-Atrophie** im Sinne einer schmerzbedingten Inaktivitätsatrophie. In einzelnen Muskeln ist zusätzlich eine Tendenz zur **Typ-I-Faser-Hypertrophie** erkennbar.

Als qualitativ faßbare Befunde trifft man immer wieder auf eine Verdickung der Basalmembran kleiner Muskelgefäße (Abb. 9), deskriptiv im Sinne einer Mikroangiopathie. Auch erscheint die Kapillarfläche insgesamt reduziert.

Als wohl auch eher unspezifisches Phänomen zeigt sich in einzelnen Typ-I-Muskelfasern eine subsarkolemmale Akkumulation der mitochondrialen Enzymaktivität (Abb. 10) sowie eine leicht erhöhte Neutralfettbestäubung (Abb. 11). Diese lichtmikroskopischen Auffälligkeiten korrelieren elektronenmikroskopisch (Abb. 12) mit einer mäßigen fokalen Akkumulation, ansonsten regelrecht strukturierter Mitochondrien sowie einer leichten Anhäufung von Lipidtropfen.

In bisher nur 4 Fällen konnten wir gleichfalls bei längerem Verlauf lichtmikroskopisch einige sog. **ragged red fibers** (Abb. 13) nachweisen, wie sie häufig und in größerer Zahl bei Krankheiten wie der progressiven externen Ophthalmologie oder mitochondrialen Enzephalomyopathien gefunden werden. Ihr vereinzeltes Auftauchen gilt bisher eher als unspezifisch und wird bei einer Reihe ätiologisch unterschiedlicher Muskelkrankheiten beschrieben. Die ragged red fibers unterscheiden sich jedoch von unspezifischen Mitochondrienakkumulationen im Muskel durch wesentliche Zusatzaspekte:

Es findet sich häufig eine Einzelfaserdefizienz der Cytochrom-c-Oxidase.

Im elektronenmikroskopischen Bild sind die Mitochondrien nicht nur angehäuft, sondern auch abnorm strukturiert, zum Teil mit auffälligen Cristae, zum Teil mit sog. parakristallinen Einschlüssen (Abb. 14).

Als weitere Besonderheit gelang es uns, in den vier Fällen von Fibromyalgie mit einzelnen „ragged red fibers" in Zusammenarbeit mit unseren Biochemikern (Professor Dr. med. K. D. Gerbitz und Mitarbeiter) molekularbiologisch Deletionen des mitochondrialen Genoms nachzuwei-

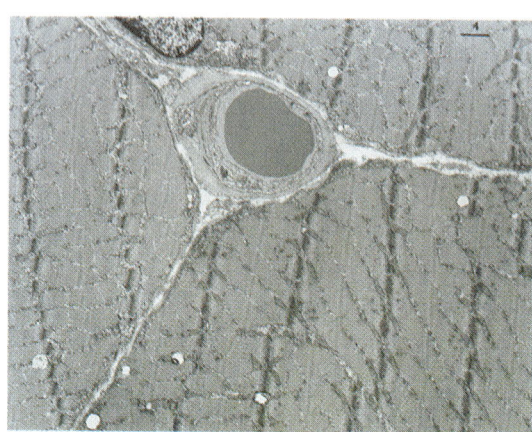

Abb. **9** Elektronenmikroskopischer Nachweis einer Mikroangiopathie bei chronischer Fibromyalgie, Vergrößerung 3400 : 1.

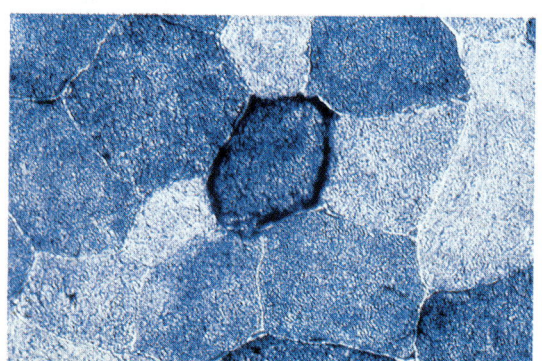

Abb. **10** Chronische Fibromyalgie. NADH-Reduktase-Reaktion, 400 : 1. Leichte subsarkolemmale Mitochondrienvermehrung in einzelnen Typ-I-Muskelfasern.

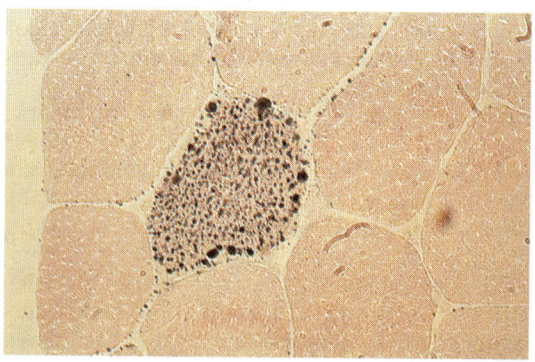

Abb. **11** Chronische Fibromyalgie. Fettfärbung, 400 : 1. Leichte Neutralfettakkumulation in einzelnen Typ-I-Muskelfasern.

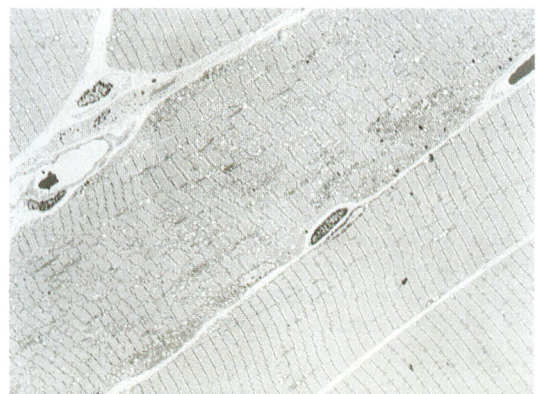

Abb. **12** Chronische Fibromyalgie. Elektronenmikroskopie, Vergrößerung 2400 : 1. Mäßige Akkumulation von Mitochondrien und Neutralfett in einzelnen Typ-I-Muskelfasern.

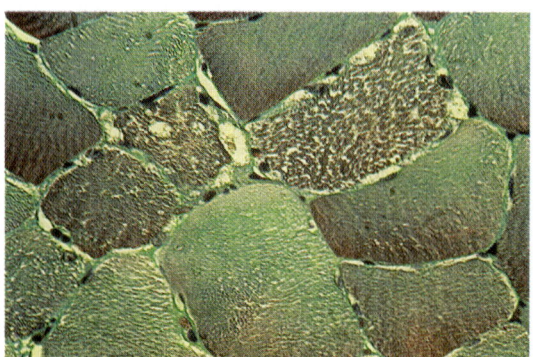

Abb. **13** Chronische Fibromyalgie. Trichromfärbung, 400 : 1. Nachweis von zweier „ragged red fibers".

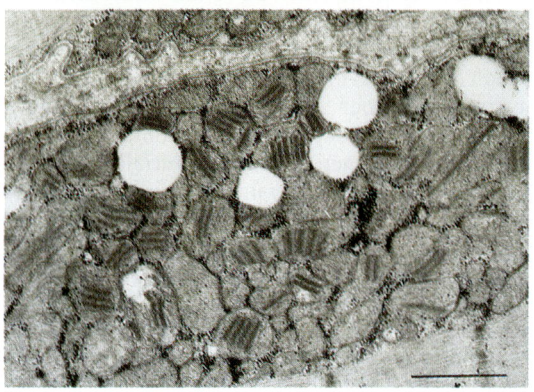

Abb. **14** Chronische Fibromyalgie. Elektronenmikroskopisch erkennt man in den „ragged red fibers" akkumulierte abnorm strukturierte Mitochondrien zusammen mit Lipidtropfen.

sen, deren pathogenetische Wertigkeit allerdings bislang noch offen ist. Derartige Deletionen werden sowohl bei distinkten Mitochondriopathien (z. B. progressiv externe Ophthalmoplegie) angetroffen, als auch im höheren Lebensalter ohne damit assoziiertes eindeutiges Substrat gefunden. In dem Lebensalter, in welchem die Fibromyalgiepatienten untersucht wurden, kommen sie physiologischerweise allerdings nicht vor. Sie können im weitesten Sinne als Hinweis auf eine erworbene Funktionsstörung des mitochondrialen Genoms aufgefaßt werden, welche in einem so sehr auf Energieproduktion angewiesenen Organ wie der Skelettmuskulatur durchaus eine unerwünschte Auswirkung haben können. Bemerkenswerterweise wurden vor kurzem analoge Veränderungen auch im Muskel eines Patienten mit Chronic-fatigue-Syndrom gefunden.

Fazit

Das pathologisch-anatomische Substrat der Erkrankungen, welche mit chronischen Muskelverspannungen einhergehen, ist insgesamt eher spärlich und überwiegend unspezifisch. Bei der spastischen Tonusvermehrung gibt es klare Hinweise auf eine kritische Hypertrophie der Typ-I-Muskelfasern. Weiterhin lassen selten zu erhebende qualitative Normabweichungen eine gewisse mechanische Überlastung des kontraktilen Apparates annehmen.

Bei den myofaszialen Schmerzsyndromen sind die „trigger points" durch eine Dauerkontraktur charakterisiert. Initial mögen Mikrotraumen eine Rolle spielen. Nur in ausgeprägten Veränderungen lassen sich Texturstörungen der Myofibrillen, ganz selten segmentale Fasernekrosen objektivieren.

Das myopathologische Bild der chronischen Fibromyalgie ist in der Mehrzahl der Fälle auch unspezifisch. Nicht zu selten findet sich eine Mikroangiopathie sowie eine Reduktion der Kapillarfläche. Auf eine mögliche metabolische Störung weisen unspezifische Anhäufungen von Mitochondrien sowie von Neutralfett in einigen Typ I-Muskelfasern hin. Eher selten ist das Auftreten einzelner „ragged red fibers". Diese zeigen elektronenmikroskopisch abnorm strukturierte Mitochondrien und gehen molekularbiologisch mit Deletionen der mitochondrialen DNA einher. Ihre pathogenetische Bedeutung beim Krankheitsbild der Fibromyalgie ist derzeit noch nicht sicher zu bewerten. Unter den pathologisch-anatomischen Befunden nehmen sie jedoch im Hinblick auf eine mögliche Störung der Energieproduktion des Muskels die bisher höchste Wertigkeit ein.

Klinische Diagnostik von Muskelverspannungen

Hans Schwarz und Thierry M. Ettlin

Der Begriff „Muskelverspannungen" umfaßt 1. eine tastbare Erhöhung des Muskels bei völlig passiv ruhendem Patienten (entsprechend dem viskoelastischen Tonus), 2. die posturale Spannung (entsprechend dem viskoelastischen Tonus und wahrscheinlich der Kontraktion langsam adaptierender Muskelfaser) und 3. die „aktivierte" Spannung bei Muskelkontraktion, die von Aktionspotentialen begleitet ist. Spannungserhöhungen können ganze Muskeln oder einzelne Muskelfaserbündel mit den entsprechenden Sehnenanteilen, das sogenannte Myotenon, betreffen. Letzteres Phänomen ist insbesondere bei großflächigen Muskeln wie dem M. glutaeus maximus die Regel.

Während die schmerzhafte Erfahrung eines „verspannten" Muskels wohl jedermann geläufig ist, besteht eine auffällige Diskrepanz zwischen der klinischen Bedeutung und der derzeitigen wissenschaftlichen Wertigkeit von Muskelverspannungen. Der Hauptgrund liegt wohl darin, daß eine objektiv quantifizierbare Erfassung von Muskelverspannungen derzeit noch problematisch ist (s. Kap. Apparative Zusatzuntersuchungen). Eine verspannte Muskulatur bei einem sonst Gesunden ist im EMG nicht von Aktionspotentialen begleitet. Die Fibromyalgie ist charakterisiert durch zahlreiche druckdolente Stellen der Muskelsehnengrenze in verschiedenen Körperarealen und durch entsprechende Befunde mit dem compliance meter von A. Fischer.

Der klinisch-empirische Wert der Erfassung von Muskelverspannungen liegt einerseits in der möglichen diagnostischen Hilfestellung, andererseits in den therapeutischen Hinweisen, die sich aus dem muskulären Befund ableiten lassen.

Palpation

Die Palpation gehört nebst Beweglichkeits- und Funktionsprüfungen unbedingt zur Untersuchung von Beschwerden am Bewegungsapparat. Ohne Palpation fühlt sich der Patient nicht „be-griffen", daher oft auch nicht ernst genommen. Wie häufig sind doch Bemerkungen von Patienten, der vorherige Arzt habe ja nicht einmal den schmerzhaften Nacken „gespürt", nur etwas den Kopf hin und her gedreht und die Reflexe an Armen und Beinen geprüft! Man sucht nach umschriebenen druckdolenten Muskelverhärtungen (Trigger Points) und nach druckdolenten Stellen im Muskelsehnenbereich, den sogennannten Tender Points. Beide kann man auch besonders im Bereich des M. trapezius bei beschwerdefreien Individuen nachweisen.

Eine genaue Kenntnis der topografischen und funktionellen Anatomie ist Voraussetzung zur Identifizierung der palpierten Strukturen. Dies erst ermöglicht Rückschlüsse auf allenfalls zugrundeliegende Störungen von Bewegungssegmenten der Wirbelsäule oder peripheren Gelenke.

Klinisch wichtig ist die Tatsache, daß eine Verspannung oder Verhärtung in oberflächlich gelegener Muskulatur primär einen eher diffusen Schmerz an der gleichen Stelle erzeugt, während die Palpation tiefergelegener verspannter oder verhärteter Muskeln einen fortgeleiteten Schmerz entsprechend der segmentalen Innervation verursachen können (referred pain, Kellgren, 1939).

Lokale Muskelverspannungen, meist schmerzlos oder schmerzarm, finden sich auch bei Gesunden. Dabei zeigen sich aber bei genauer Prüfung der entsprechenden Muskulatur asymptomatische Verkürzungen. Eindeutig erkrankte Muskeln, die entzündlich, endokrinologisch, metabolisch oder neurogen befallen sind, müssen hingegen keine Verspannungen und keine Druckdolenzen aufweisen.

Die klinische Diagnostik von Muskelverspannungen beginnt besonders im Bereich des Rückens mit einer sorgfältigen Palpation der Haut, wobei auf die Hautdicke, die Feuchtigkeit und die Verschieblichkeit (Kiblersche Hautfalte) geachtet wird. Abnorme vegetative Reaktionen wie lokaler Dermografismus und starke Druckschmerzhaftigkeit der Haut können Hinweise auf eine segmentale Dysfunktion der Wirbelsäule sein. Die Palpation eines Muskels soll immer vom Ursprung bis zum Ansatz erfolgen. Dabei werden die Sehneninsertionen in Verlaufsrichtung der einstrahlenden Fasern, der Muskelbauch jedoch quer zum Faserverlauf palpiert. Wichtig ist ein adäquater Druck des untersuchenden Fingers – oft mit Vorteil durch die andere Hand unterstützt – im geeigneten Winkel: Je tiefer die Struktur, desto steiler der Palpationswinkel. Auffälligkeiten bei der Palpation und schmerzhafte Stellen sind auf der Haut zu markieren und am Ende der Untersuchung nochmals zu prüfen. So kann die Konstanz von Befunden und Schmerzangaben leicht überprüft werden. Entsprechend wichtig ist die möglichst genaue Dokumentation in der Krankengeschichte zur Erfassung von Störungen im zeitlichen Verlauf. Länger dauernde, lokal fixe Befunde sind wesentliche Hinweise auf zugrundeliegende strukturelle Läsionen, während wechselnde Befunde auf rein funktionelle Störungen organischer oder psychosomatischer Art deuten.

Bei der Palpation von Rücken und Nacken ist eine bequeme Lagerung in leicht kyphosierender Bauchlage (BWS und LWS), im Sitzen mit leicht abgestütztem Kopf oder in entspannter Rückenlage (HWS) empfehlenswert.

Die Palpation von Muskeln des Schulter- und Beckengürtels in der Tiefe (z. B. M. levator scapuale und M. piriformis) geschieht am besten in leichter Vorspannung der entsprechenden Muskeln. Dabei ist der Seitenvergleich besonders aufschlußreich. Im Bereich der Wirbelsäule jedoch kann ein Seitenvergleich trügerisch sein, da Störungen in einem Bewegungssegment meist Veränderungen in der Muskulatur beidseits, wenn auch asymmetrisch, hervorrufen. Der Vergleich ist dabei eher mit anatomisch ähnlichen Stellen der gleichen Körperseite zu machen.

Eine ausgezeichnete Monografie zum Problem myofaszialer Schmerzen bietet das Standardwerk von Travell und Simons (1992/94).

Spezielle Situationen

Bei entzündlich-rheumatischen Erkrankungen muß die Tageszeit und das Stadium des Entzündungsprozesses beachtet werden. Eine Muskeluntersuchung am Nachmittag und bei möglichst geringer Krankheitsaktivität wird aufschlußreicher sein als am Morgen mit der überlagerten „Morgensteifigkeit". Auch bei der Polymyalgia rheumatica finden sich typischerweise morgens eine viel druckempfindlichere Nacken-, Schultermuskulatur als nachmittags oder abends. Demgegenüber werden bei der Poly-/Dermatomyositis Druckdolenz und eventuelle Verspannungen im Tagesverlauf unwesentlich ändern, allenfalls nach größeren Anstrengungen zunehmen.

Bei der Fibromyalgie ist die Muskulatur des Schulter- und Beckengürtels oft diffus besonders druckempfindlich, ohne palpatorisch auffällig zu sein. Die typischen Druckpunkte, die zur Definition des Krankheitsbildes gehören, sind nur in den Musculi trapezius (Pars descendens), supraspinatus und glutaeus maximus in der Muskulatur lokalisiert, im übrigen aber an Sehnenansätzen (Wolfe et al. 1990).

Test-Infiltrationen

Die Test-Infiltration eines Triggerpunktes mit Lokalanästhetika ist ein probates Mittel zur Beurteilung des Stellenwertes dieses Muskels in der pathogenetischen Kette einer Störung. Die Verwendung kurz- und langwirksamer Lokalanästhetika und die gute oder fehlende Korrelation zu deren Wirkungsdauer erhärten diese Annahmen. Die alleinige Insertion einer Nadel, das sogenannte „dry needling", hat aber ebenfalls einen neurophysiologisch objektivierbaren Effekt, ist also keineswegs als

Placebo zu werten. Beigabe von kleinen lokalen Corticosteroiddosen (z. B. 10 – 20 mg Triamcinolon) kann die Wirkung entscheidend verlängern, sollte aber erst nach erfolgreicher alleiniger Applikation eines Lokalanästhetikums angewandt werden, um nicht weitere Untersuchungen störend zu beeinflussen.

Bei der exakten Untersuchung spielt der Nachweis von Triggerpunkten und Tender Points eine wichtige Rolle. Die Technik ist im Kapitel „Muskelverspannungen aus der Sicht der Rheumatologie" von H. Menninger beschrieben.

Kleines Glossar

„tender points": osteopathischer Begriff; druckschmerzhafte Punkte (ca. 1 cm Durchmesser) in der tiefen Muskulatur nahe von Gelenken (z. B. paravertebral auf Höhe Processus articulares).

„trigger points": umschriebene Verhärtung in der Muskulatur (Durchmesser 0,5 bis 1 cm), liegt meist in einem „palpablen Band".

Aktiver Triggerpunkt: bereits bei niederem Druck lokaler und fortgeleiteter Schmerz.

Latenter Triggerpunkt: erst bei erheblichem Druck schmerzhaft, ohne Ausstrahlung.

Posturale (tonische) Muskeln: vorwiegend Typ I, „slow twitch", langsame Ermüdbarkeit, langsame Reaktion, rot, neigt zu Verkürzung, z. B. M. rectus femoris, M. piriformis, M. soleus, M. levator scapulae.

Phasische Muskeln: vorwiegend Typ II, „fast twitch", rasche Ermüdbarkeit, rasche Reaktion, weiß, neigt zu Abschwächung, z. B. Mm. glutaei, M. tibialis anterior, Mm. rhomboidei.

„referred pain": mechanische oder chemische Stimulation zum Beispiel der Wirbelbogengelenke führt zu fortgeleitetem Schmerz entsprechend der segmentalen Innervation.

Literatur

Bengtsson, A., Henriksson, K.-G., Larsson, J.: Muscle biopsy in primary fibromyalgia. Light microscopical and histochemical findings. Scand. J. Rheum. 15 (1986) 1 – 6.

Kellgren, J. H.: Observation of referred pain arising from muscles. Clin. Sci. 3 (1938) 175.

Travell, J. G., Simons, G.: Myofascial Pain and Dysfunction. The Trigger Point Manual, Volume 1, 2nd ed. (Williams & Wilkins: Baltimore 1994; Volume 2: 1992).

Wolfe, F., Smythe, H. A., Yunus, M. B. et al.: The American College of Rheumatology 1990 criteria for the classification of fibromyalgia. Arthritis Rheum. 33 (1990) 160 – 172.

Apparative Zusatzuntersuchungen

Thierry M. Ettlin und Heinrich E. Kaeser

Bei den apparativen Untersuchungen werden drei Kategorien unterschieden:

1. **In der Praxis verwendbar**
- Tissue-compliance-Messung (TCM),
- Druckalgometrie.

2. **Untersuchungen in speziell eingerichteten neuromuskulären Laboratorien**
- Pendeltest,
- Badismographie,
- EMG, ev. Tele-EMG,
- Fahrradergometer mit Zusatzausrüstung,
- Thermographie.

3. **In hochspezialisierten Laboratorien durchführbar**
- MR-Spektroskopie,
- Positronenemissionstomographie (PET),
- Sauerstoffspannungsmessungen (pO_2) und pH-Messungen.

Methoden für die Praxis

Mit dem **Tissue-Compliance-Meter** (TCM) nach A. A. Fischer (1987) wird an den palpierten Stellen von Muskelverspannung versucht, den Tastbefund mit dem TCM zu quantifizieren. Das Gerät (Abb. **15**) besteht aus einem Gummibolzen definierter Konsistenz mit 1 cm^2 Druckfläche und einem Druckanzeigegerät in Kilogramm nach dem Prinzip der Federwaage. Dabei wird die Kraft in Kilogramm bezogen auf die Eindringtiefe in das Gewebe gemessen. Im verspannten Muskel ist die Eindringtiefe geringer als im nicht verspannten Muskel bei der gleichen Kilogrammbelastung. Es sind Standardwerte veröffentlicht worden, die interindividuelle Streuung ist jedoch groß. – Als Orientierungshilfe für Verlaufsuntersuchungen und für die Anwendung antispastischer Medikamente ist die Methode wertvoll. Nach dem praktisch gleichen Prinzip konzipiert ist die **Druckalgometrie.** Mit dem gleichen Druckapparat nach Fischer wird die Schmerzschwelle (DSS) und in besonderen Fällen

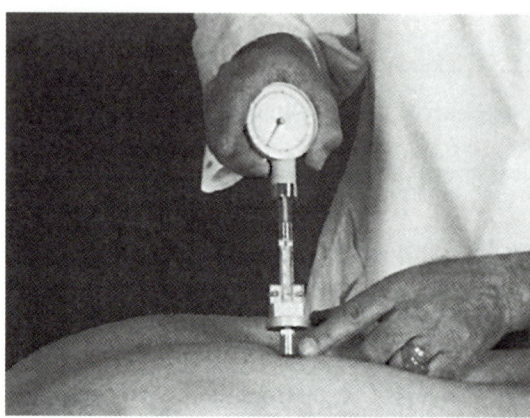

Abb. **15** Das Tissue-Compliance-Meter von Fischer (TCM). Aus Müller, W. (Hrsg.): Generalisierte Tendomyopathie (Steinkopff: Darmstadt 1991).

auch die Schmerztoleranz bzw. Schmerzverträglichkeit (DV) bestimmt. Eine Differenz von 2 kg oder mehr zwischen einem schmerzhaften und einem indolenten Gewebe gilt als pathologisch. Auch hier ist nur der intraindividuelle Vergleich zuverlässig. Der Widerstand der Haut, des Unterhautfettgewebes und der Faszien beeinflussen die Resultate.

Methoden in speziell ausgerüsteten neuromuskulären Laboratorien

Pendeltest

Wartenberg (1961) beobachtete, daß ein sitzender Patient sein spastisches und sein gesundes Bein verschieden pendeln ließ. Er hat die Veränderungen lediglich beobachtet, erst später wurden zur Registrierung Kaltlichtdioden eingesetzt und mit einer Hochleistungskamera die Schwingungen aufgezeichnet. Noch einfacher und zuverlässiger arbeitet man mit einem Elektrogoniometer am Knie oder einem 3D-Ultraschall-Gerät und einem Oszilloskop. Dabei wird vorteilhaft das Oberflächen-EMG sowohl der Kniestrecker als auch der Kniebeuger abgeleitet. Die

Abb. **16** Meßparameter beim Pendeltest. – **a)** Dämpfungswert der Pendelkurve im Vergleich mit einer berechneten „idealen" Kurve. A_1 nicht adaptierte, A_2 adaptierte Kurve (**rot** Patient, **schwarz** berechnete Kurve). – **b)** EMG (obere Kurve) und entsprechende Pendel-Kurve beim Spastiker. – **c)** Berechnung des Relaxationsindex R_2 an einem spastischen Bein (**schwarze** Kurve) und einem normotonen Bein (**rote** Kurve). ▶

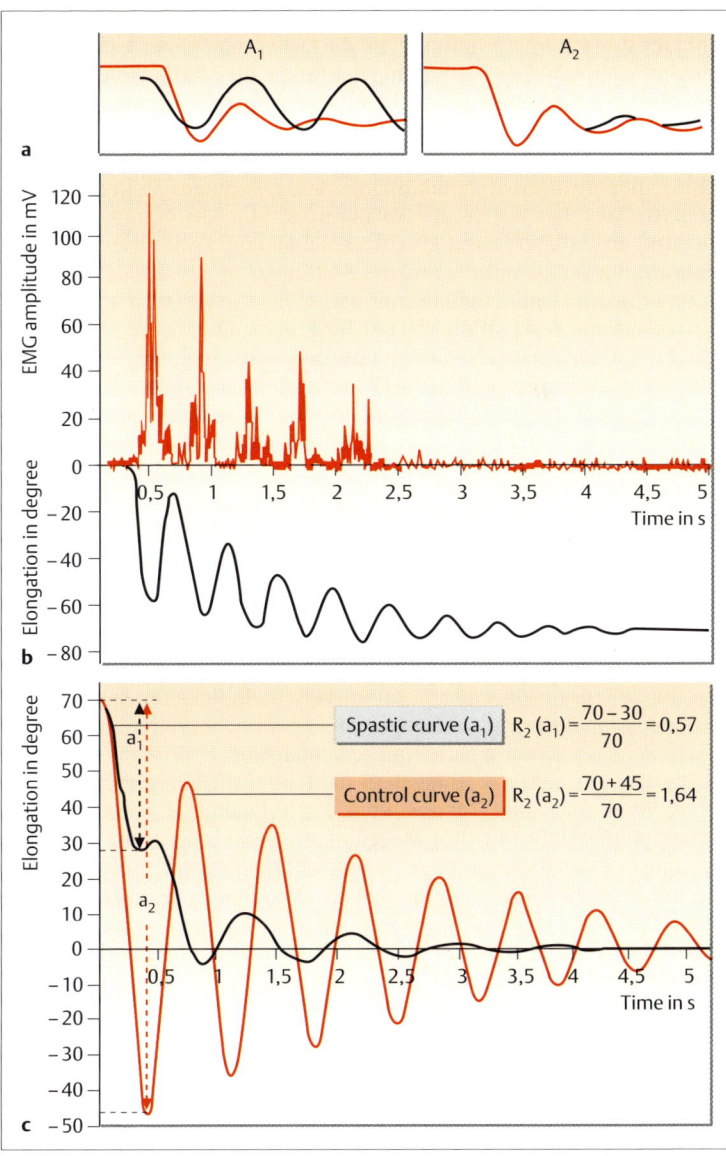

Abb. **16**

Ausmessung der Kurve war immer recht kompliziert. So wurden die verschiedensten Parameter untersucht, die Dauer der Schwingung, die Geschwindigkeit und Beschleunigung der Kurve, die Abklingkonstante der Amplitude und die planimetrische Ausmessung des Summen-EMG der beiden Muskelgruppen. Am einfachsten ist die Bestimmung des Relaxationsindexes, welcher die Amplitude der ersten Schwingung mit derjenigen eines nichtschwingenden Objektes, z. B. einem Stein vergleicht (Abb. **16**). Die Normwerte des Relaxationsfaktors R_2 betragen 1,5 – 1,8 und sind etwas alters- und geschlechtsabhängig. Komplizierter ist die Bestimmung der Dämpfung und der Abklingkonstante. Bei der Spastizität und Rigidität findet man immer pathologische Werte, man kann damit Verlauf und den Einfluß von Behandlungen und Medikamenten gut verfolgen. Überraschend war für uns, daß auch Schmerzzustände die Schwingungen, insbesondere die Dämpfung, erhöhen können, vor allem bei der generalisierten Tendomyopathie (GTM), auch bei andersartigen Schmerzen, wie z. B. bei 50 % der Patienten mit Zervikalsyndrom, Lumbago, Diskushernien usw. Worauf diese Veränderungen der Pendelkurve bei Schmerzen beruhen, ist noch unklar. Es wird eine Veränderung des viskoelastischen Tonus oder die tonische Wirkung sympathischer Fasern auf die intrafusalen Muskelfasern diskutiert (Wachter et al. 1996).

Badismographie

Dabei handelt es sich um eine Ganganalyse auf dem Laufband. Bei verschiedenen vorwiegend langsamen Geschwindigkeiten des Laufbandes sind Veränderungen des Gangmusters sowohl bei Patienten mit Spastik als auch bei Schmerzpatienten zu beobachten. Es wird mit Kaltlichtelektroden am äußeren Kniegelenkspalt und am lateralen Malleolus beider Beine gearbeitet (Mennet et al. 1991). Exakter ist jedoch die 3D-Ultraschallmessung mit drei Meßpunkten und computerisierter Auswertung der Gangbewegungen. Dabei stellt man sowohl eine Asymmetrie mit seitlicher Ausweichung des kranken Beines als auch der Auf- und Abbewegungen des Körpers fest. Auch bei Verspannungszuständen, so bei der GTM, hat man deutliche Unterschiede im Vergleich zu Kontrollen gesehen. Die Methode eignet sich auch zu Verlaufsuntersuchungen und pharmakologischen Studien. Das Tele-EMG kann die Methode ergänzen (Kovac et al. 1994).

Elektromyographie (EMG)

Mit Oberflächenelektroden werden die Summenpotentiale im allgemeinen von Agonisten und Antagonisten abgeleitet (Kramer et al.

1972). Dabei müssen wir uns die Ausführungen im Kapitel „Pathophysiologie der Muskelverspannungen" in Erinnerung rufen, nach denen es Muskelverspannungen mit und ohne EMG-Korrelat gibt. Zu den Verspannungen ohne EMG-Korrelat gehören u. a. Verkürzungen, Kontrakturen und Myogelosen, die Folgen einer gestörten Kalziumrückresorption sind. Zu den Muskelverspannungen bzw. Tonuserhöhungen mit einem EMG-Korrelat gehören Spasmen, Spastizität, Rigidität und Myokymien. Es wäre also falsch zu sagen, das EMG sei ein relativ unempfindliches Untersuchungsmittel, es ist im Gegenteil hochempfindlich für Muskelaktionspotentiale oberflächlich gelegener Muskeln. Eine 24-Stunden-Ableitung bei Muskelverspannungen hat ebenfalls keinen großen Sinn, da einzelne neurogene Muskelzuckungen bei Schmerzpatienten häufig sind, ohne daß sie den „Grundtonus" erklären. Das EMG soll feststellen, ob im verspannten Muskel zur Zeit der Verspannung und der Schmerzen Muskelaktionspotentiale auftreten, die den Spannungszustand erklären. Wenn die Verspannung auf andere Ursachen zurückgeführt wird, so bei Myogelosen, Triggerpunkten und Muskelverkürzungen, ist das EMG stumm. Das Oberflächen-EMG ist zuverlässig, nur bei tief gelegenen Muskeln kann es falsch negativ sein. Das Tele-EMG erlaubt, Untersuchungen während Bewegungen auf dem Laufband usw. zu registrieren.

Fahrradergometrie

Die Fahrradergometrie (Abb. **17**, Edelhäuser et al.) ist eine wertvolle Methode zur Beurteilung der Spastizität. Bei konstanter Geschwindigkeit und Last werden identische Drehbewegungen durchgeführt. Die Schwerkraft ist beim Sitzen auf dem Sattel ausgeschlossen. Das quantifizierte Oberflächen-EMG der Beuger und Strecker beider Beine wird gegen die Winkelstellung aufgetragen. Der Spastikkoeffizient R nach Bennecke sucht das Muskelintegral von Beugern und Streckern bei Drehbewegung von 120–300° und vergleicht dieses mit dem Muskelintegral im übrigen Drehbereich. Damit ist es möglich, die Wirkung antispastischer Medikamente zu objektivieren.

Thermographie

Mit der Thermographie (Abb. **18**) werden die Temperaturunterschiede auf der Oberfläche des menschlichen Körpers gemessen (Thomas et al. 1990, Engel 1991). Dazu kann die Infrarotthermographie zur Messung der Infrarotabstrahlung verwendet und computerisiert zahlenmäßig ausgedrückt oder kartographisch dargestellt werden. Eine andere Methode ist die Flüssigkeitskristallklappen-Thermographie, die

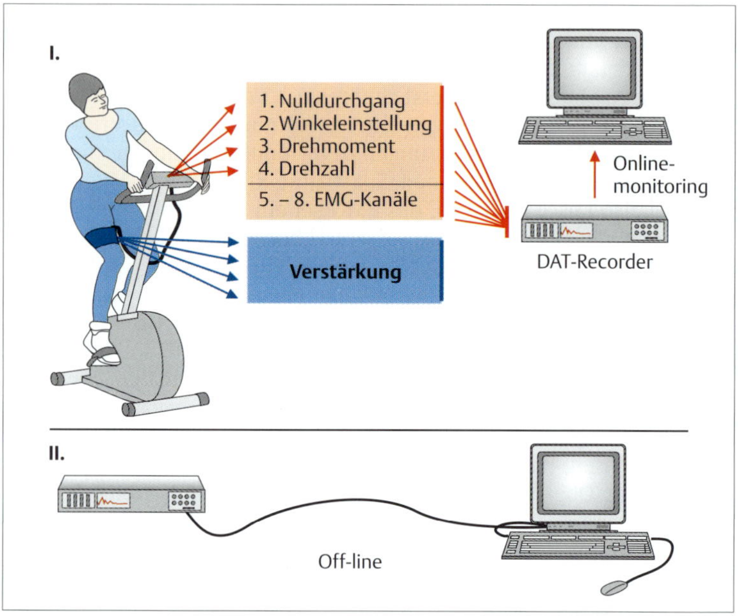

I.

1. Nulldurchgang
2. Winkeleinstellung
3. Drehmoment
4. Drehzahl
5. – 8. EMG-Kanäle

Verstärkung

Online-monitoring

DAT-Recorder

II.

Off-line

Abb. **17** Meßplatzaufbau bei der Fahrradergometrie.

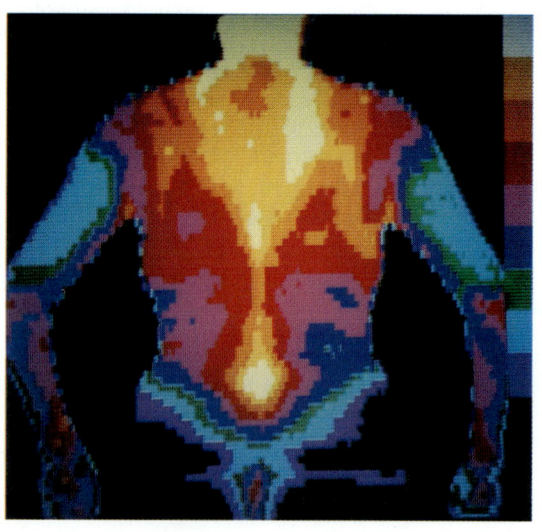

Abb. **18** Thermographie.

Körperkontakt erfordert und die Temperaturdifferenz kartographisch aufzeichnet. Entscheidend für Temperaturunterschiede ist die Mikrozirkulation der Haut, die auch von tiefgelegenen Stellen des Körpers, z.B. von Tumoren und Entzündungen, beeinflußt wird. Es hat sich ergeben, daß Temperaturerhöhungen regelmäßig in segmentaler Form bei Wurzelkompressionen und pseudoradikulärer Schmerzprojektion oder im Verbreitungsgebiet eines komprimierten peripheren Nervs auftreten. Dabei sind Temperaturunterschiede von etwa 1° gemessen worden (Grenzwert 0,8 °C). Bei der Fibromyalgie hat man sowohl hypertherme als auch hypotherme Areale ohne segmentale Anordnung gefunden. Hypertherme Areale sind im allgemeinen Zeichen einer akuten, hypotherme einer chronischen Entzündung. Die Untersuchung verlangt sehr genaue Voraussetzungen an Umwelttemperatur und Hautbehandlung und ist nur in der Hand des Erfahrenen aussagekräftig.

Methoden in hochspezialisierten Instituten

Die Untersuchungen sind vorwiegend wissenschaftlicher Natur, tragen zum Verständnis der Pathophysiologie von Muskelverspannungen bei und erlauben neue Einblicke in das Wesen des Muskelstoffwechsels.

Bestimmung der Resonanzfrequenz und der Thixotropie

Bei fixiertem Unterarm und Ausschaltung der Schwerkraft wird die Hand im Handgelenk mit sinusförmigen Drehmomenten hin- und herbewegt (Flexion und Extension), was das freie Ausschwingen der Hand in der Horizontalebene ermöglicht (Abb. **19**). Dabei ergibt sich, daß sich bei zunehmendem Drehmoment eine konstante Resonanzfrequenz von

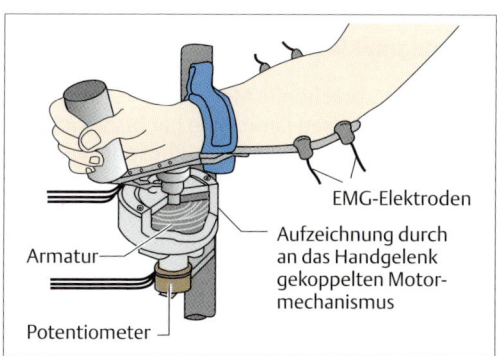

Abb. **19** Bestimmung der Resonanzfrequenz und der Thixotropie (Walse 1987, Lackie 1989).

EMG-Elektroden

Aufzeichnung durch an das Handgelenk gekoppelten Motormechanismus

Armatur

Potentiometer

2 Hz einstellt, während der Widerstand bei tieferen Frequenzen höher wird. Eine EMG-Aktivität ist dabei in den Vorderarmmuskeln nicht nachzuweisen. Bei Spastikern findet man in Abhängigkeit von der Schwere der Spastizität hochsignifikante Unterschiede mit erhöhten Resonanzfrequenzen und einer EMG-Aktivität in den Vorderarmbeugern und -streckern. Die Methode erlaubt Aussagen über Trägheit, Elastizität, Viskoelastizität, Thixotropie und Grad der Spastizität (vgl. Abb. **2**, S. 7).

Magnetresonanz-Spektroskopie (MRS)

Mit dieser Methode (Abb. **20**) können charakteristische Emissions- und Absorptionsmuster vieler Elemente dargestellt werden (Kushmerick 1989, Baker et al. 1989, Keller et al. 1985, Krapf et al. 1992, Tanokura und Yamada 1984). Bei den Muskelverspannungen interessieren insbesondere energiereiche Phosphate wie ATP, Phosphokreatin und anorganisches Phosphor wie auch der Gewebs-pH. Im aktivierten Muskel besteht normalerweise ein Fließgleichgewicht: Die ATP-Hydrolyse wird kompensiert durch die ATP-Resynthese mit einer leichten alkalischen Verschiebung des pH-Wertes. Erst wenn kein Sauerstoff mehr zur Verfügung steht und das Phosphokreatin auf 40 % absinkt, wird der pH-Wert in den sauren Bereich verschoben. Bei der GTM in Ruhe waren die energiereichen Phosphate ATP und Phosphokreatin sowie der pH-Wert gleich wie bei Kontrollpersonen. Bei einer dynamischen Untersuchung im Liegen und Sitzen hat sich jedoch bei GTM-Patienten ein signifikantes Absinken der energiereichen Phosphate ergeben. Bei verspannten Muskeln hat man einen alkalischen pH-Wert festgestellt und erst bei erschöpfender isometrischer Aktivität einen pH im sauren Bereich. Die pH-Messung könnte sich somit zur Quantifizierung der Spannung eignen. Zur Zeit liegen aber nur wenige dynamische Untersuchungen vor.

Positronenemissionstomographie (PET)

Es handelt sich um eine vielversprechende Methode, die den Glukoseverbrauch und die Durchblutung messen kann. Man hat bisher im verspannten Muskelgewebe sowohl eine verminderte Phosphorylierung der Glukose als auch eine veränderte Durchblutung festgestellt. Nach Untersuchungen bei der GTM ist die regionale Glukose-Metabolisierungsrate signifikant niedriger als im gesunden Muskel.

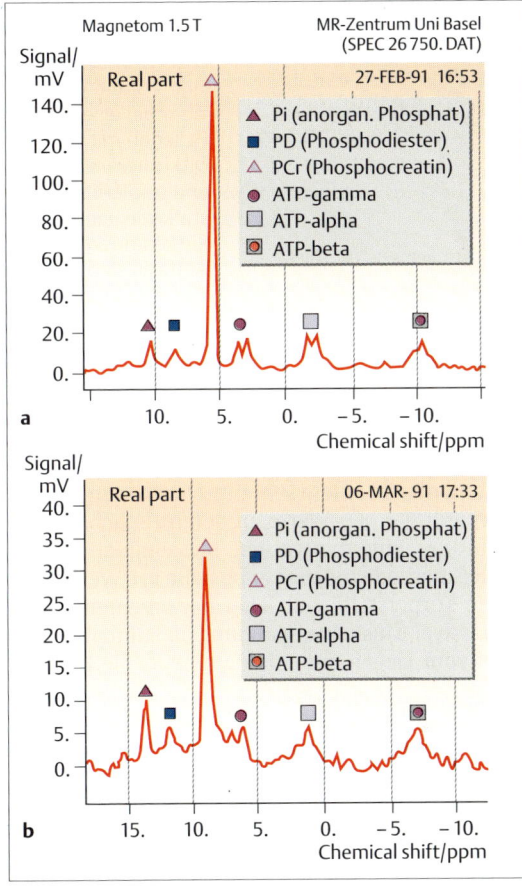

Abb. **20** Magnetresonanz-Spektrographie.
a MR-Spektrum bei einer gesunden Patienin.
b MR-Spektrum bei einer Patienin mit generalisierter Tendomyopathie. Im Vergleich zur gesunden Patienin fällt das unterschiedliche Verhältnis des PCr und Pi zueinander auf.

Messung des Sauerstoffpartialdruckes im Muskel

Ausgehend von der Hypothese, daß der Muskelverspannung eine verminderte Mikrozirkulation und eine verminderte pO₂-Konzentration und somit eine Gewebshypoxie zugrunde liege, hat die Gruppe um W. Müller pO₂-Messungen im Muskelgewebe durchgeführt. Mit Feinnadelsonden konnten zahlreiche Punkte eines verspannten Muskels untersucht und laufend pO₂-Messungen gewonnen werden. Es ergab sich, daß der pO₂-Druck im verspannten Gewebe signifikant höher ist als im nor-

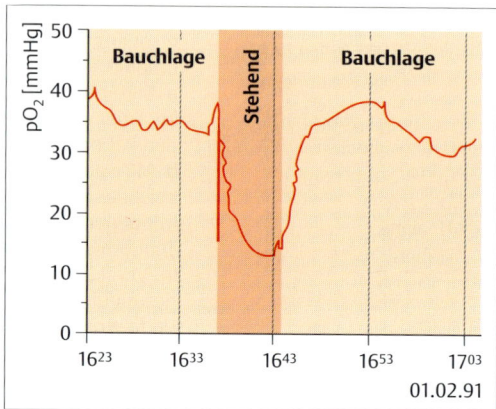

Abb. **21** Gewebs-pO₂-Verlauf beim Lagewechsel „Bauchlage – Stand – Bauchlage" bei einer Patientin mit akuter Diskushernie L_5/S_1 und palpierbarer stark verspannter Rückenmuskulatur. Auffällig sind die erniedrigten pO₂-Werte im Stand.

malen Muskel. Dagegen fand man in einem sehr umschriebenen Bereich von Myogelosen stark erniedrigte pO₂-Werte, in deren Umgebung dagegen eine Mehrdurchblutung. Eine dynamische Messung ist mit der schlauchförmigen pO₂-Meßmethode möglich, wobei die pH-Werte fortlaufend bei verschiedenen Körperstellungen, aber nur an einem Punkt registriert werden. Bei massiver Muskelverspannung im Lumbalbereich kann man beim Wechsel vom Liegen zum Sitzen eine lokale Hypoxie nachweisen (Abb. **21**).

Die letzteren wissenschaftlichen Methoden tragen viel zum Verständnis der Pathophysiologie der Muskelverspannungen bei, sie sind aber nur wenigen Zentren vorbehalten. Die klinischen Abklärungen in der Praxis und mit dem Tissue-Compliance-Meter sowie Druckalgometer haben ihre Vorteile und ihre Grenzen. Untersuchungen im neuromuskulären Labor erlauben eine bessere Quantifizierung, tragen aber nur in begrenztem Maß zum Verständnis der Pathophysiologie bei, was den Untersuchungen mit modernsten Methoden, die aber erst im Anfang stecken, vorbehalten bleiben muß.

Literatur

Baker, A. J., Carson, P. J., Miller, R. G., Weiner, M. W.: Investigations of Muscle Bioenergetics with ³¹P NMN. Investig. Radiol. 24 (1989) 1001–1005.

de Blecourt, A. C., von Rijswijk, M. H., Wolf, R. F., Kamman, R. L., Mooyart, E. L.: ³¹P-MR-Spectroscopy of Muscle in Patients with Fibromyalgia. In Müller, W. (Hrsg.): Generalisierte Tendomyopathie (Fibromyalgie). (Steinkopff: Darmstadt 1991) 137–138.

Broquet, G., Mennet, P., Merz, N., Stratz, Th., Müller, W.: Ganganalysen bei generalisierten Tendomyopathien. In Müller, W. (Hrsg.): Generalisierte Tendomyopathie (Fibromyalgie). (Steinkopff: Darmstadt 1991) 139–143.

Brückle, W., Suckfüll, M., Fleckenstein, W., Weiss Ch., Müller, W.: Gewebe-pO_2-Messung in der verspannten Muskulatur (M. erector spinae). Z. Rheumatol. 49 (1990) 208–216.

Darton, K., Black, C. M.: The use of Infra-Red Thermography in a Rheumatology Unit. Brit. J. Rheumatol. 29 (1990) 291–292.

Dawson, M. J., Gadian, D. G., Wilkie, D. R.: Studies of biochemistry of contracting and relaxing muscle by the use of ^{32}P NMR in conjunction with other techniques. Phil. Trans. roy. Soc. Lond. B 289 (1980) 445–455

Edelhäuser, F., Engelke, P., Schultz-Venrath, U.: Evaluation und Validierung eines Meßplatzes zur quantifizierenden Erfassung der Spastik (Fahrradergometer). Rehabilitace a Fyzikalni Lekorstoi 3/4 (1994) 164–169.

Edwards, R. H. T., Wilkie, D. R., Dawson, M. J., Gordon, R. E., Shaw, D.: Clinical use of nuclear magnetic resonance in the investigation of myopathy. Lancet 1982/I, 725–730.

Engel, J. M.: Differentialdiagnostische Möglichkeiten der Thermographie bei der generalisierten Tendomyopathie (GTM). In Müller, W. (Hrsg.): Generalisierte Tendomyopathie (Fibromyalgie). Steinkopff: Darmstadt 1991 115–118.

Fischer, A. A.: Muscle tone in normal persons measured by tissue compliance. J. Neurol. Orthop. Med. Surg. 8 (1987) 277–233.

Fischer, A. A.: Tissue Compliance Meter for Objective, Qualitative Documentation of Soft Tissue Consistency and Pathology. Arch. Phys. Med. Rehabil. 68 (1987) 122–125.

Fischer, A. A.: Muscle Tone in Normal Persons measured by Tissue Compliance. J Neurol. Orthop. Med. Surg. 8 (1987) 226–233.

Fischer, A. A., Chang, C. H.: Electromyographic evidence of paraspinal muscle spasm during sleep in patients with low back pain. Clin. J. Pain 1 (1986) 147–154.

Fischer, A. A.: Muscle Spasm in Fibromyalgia – Documentation in Clinical Practice. In Müller, W. (Hrsg.): Generalisierte Tendomyopathie (Fibromyalgie). Steinkopff: Darmstadt 1991 79–86.

Jacobsen, S., Jensen, K. E., Thomsen, C., Danneskiold-Samsoe, B., Andersen, R. B., Hendrikson, O.: 31 P magnetic resonance spectroscopy during exercise in primary fibromyalgia. Proceedings of the 1st International Symposium on Myofascial Pain and Fibromyalgia (1989) 39 (Abstract).

Keller, U., Oberhänsli, R., Huber, P., Widmer, L. K., Aue, W. P., Hassink, R. I., Müller, S., Seelig, J.: Phosphorcreatinine content and intracellular pH of calf muscle measured by phosphorus NMR spectroscopy in occlusive arterial disease of the legs. Europ. J. clin. Invest. 15 (1985) 382–388.

Kovac, C., Krapf, M., Ettlin, Th., Mennet, P., Stratz, Th., Müller, W.: Nachweismethoden der Tonusveränderungen der Muskulatur. Z. Rheumatol. 53 (1994) 26–36.

Kramer, H., Bräuer, D., Küchler, G.: Über die Zuverlässigkeit verschiedener elektromyographischer Messungen mittels Oberflächenelektroden. Acta Biol. Med. Germ. 29 (1972) 381 – 388.

Krapf, M., Müller, S., Mennet, P., Stratz, Th., Samborski, W., Müller, W.: Die Erfassung von Muskelverspannungen im Musculus erector spinae mit Hilfe der in vivo 31 P-Magnetresonanzspektroskopie (31P MRS) bei Patienten mit chronischer Lumbalgie und generalisierter Tendomyopathie. Z. Rheumatol. 51 (1992) 229 – 237.

Kushmerick, M. J.: Muscle energy metabolism, nuclear magnetic resonance spectroscopy and their potential in the study of fibromyalgia. J. Rheumatol. 16, Suppl. 19 (1989) 40 – 46.

Lackie, M., Walsh, E. G., Wright, G. W.: Resonance at the wrist demonstrated by the use of a torque motor: an instrumental analysis of muscle tone in man. J. Physiol. 353 (1984) 265 – 285.

Lackie, M., Walsh, E. G., Wright, G. W.: Assessment of human hemiplegic spasticity by a resonant frequency method. Clin. Biomech. 3 (1988) 173 – 178.

Mennet, P., Spiegel, P., Merz, N., Stratz, Th., Müller, W.: Computergestütztes kombiniertes Bewegungsanalysesystem VICO als aussagekräftige Erweiterung der klinischen Ganganalyse. In: European Symposium of Clinical Gait Analysis (1991) 264 – 267.

Tanokura, M., Yamada, K.: Changes in intracellular pH and anorganic phosphate concentration during and after muscle contraction as studied by time-resolved [13]P NMR alcalisation by concentration. FEBS Letters 171 (1984) 165 – 168.

Thomas, D., Cullum, D., Siahamis, G., Langlois, S.: Infrared Thermographic Imaging, Magnetic Resonance Imaging, CT Scan and Myelography in Low Back Pain. Brit. J. Rheumatol. 29 (1990) 268 – 273.

Wachter, K. C., Kaeser, H. E., Gühring, H., Ettlin, Th., Mennet, P., Müller, W.: Muscle damping measured with a modified pendulum test in patients with fibromyalgia, lumbago and cervical syndrome. Spine 21 (1996) 2137 – 2142.

Walsh, E. G., Wright, G. W.: Inertia, resonant frequency, stiffness and kinetic energy of the human forearm. Quart. J. exp. Physiol. 72 (1987) 161 – 170.

Muskelverspannungen aus Sicht der Rheumatologie

Heiner Menninger

Im Volksmund werden Muskelverspannungen verknüpft mit Beschwerdebildern wie „steifer Hals", „Ischias", „Bandscheibe", „Tennisellbogen" u. a. Sie gehören neben Gelenkschmerzen zu den wichtigsten Symptombereichen, die den Patienten zum Arzt führen. Trotzdem waren Muskelverspannungen bisher immer ein Stiefkind der Humanmedizin. In der studentischen Ausbildung und der ärztlichen Weiterbildung bleiben sie auch heute noch nahezu unberücksichtigt; und werden dann Ärzte nach ihrer Niederlassung auf die Probleme aufmerksam, verlaufen sie sich leicht in kostentreibender Polypragmasie.

Ätiopathogenetische Aspekte

Muskelverspannungen sind definiert als palpable Verhärtung der Muskulatur mit Druck- und ggf. auch Spontanschmerz. Sie sind abzugrenzen von strukturell/organisch definierten Muskelerkrankungen; die in diesem Kapitel nicht dargestellt werden (Tab. **1**). Muskelverspannungen entstehen *funktionell* und sind ätiopathogenetisch als die *uniforme Antwort auf differente, ferngelegene Auslöser* zu verstehen. Vielfach reagiert der *gesamte Muskel mit seiner Sehne* auf diese Reize, was durch den Sammelbegriff Tendomyopathie zum Ausdruck kommen soll (Menninger und Hiemeyer 1990). Muskelverspannungen sind alltäglich und prägen das Erscheinungsbild rheumatologischer Krankheitsbilder in buntscheckiger Weise mit.

Die Muskelverspannungen sind zu verstehen in Zusammenschau eines *dreiteiligen Systems* bestehend aus Gelenken als zu bewegendes Zielorgan, aus Muskulatur als energieübertragendes Arbeitsorgan und aus Zentralnervensystem als Steuerungsorgan. Durch ihre sensible Innervierung sind dabei Muskeln und Gelenke nicht nur Befehlsempfänger von zentral, sondern beeinflussen aufgrund ihrer auch sensiblen Innervation das Zentrum. Muskelverspannungen entstehen

— entweder *rein funktionell* im Gefolge von zentralnervös im Stammhirn fixierten pathologischen Haltungs- und Bewegungsmustern (z. B. oberes/unteres Kreuzsyndrom nach Janda, sternosymphysales

Syndrom nach Brügger) mit Überlastung jeweils charakteristischer Muskelgruppen.

— oder als reaktive Folge einer zugrundeliegenden *Organerkrankung* meist artikulärer Natur (z. B. schmerzhafte Verkürzung der Hüftaußenrotatoren bei Coxarthrose oder Coxitis). Muskelverspannungen bestimmen deshalb oft die Symptomatik der etablierten Gelenkerkrankungen wesentlich mit. Gelegentlich sind sie Begleiterscheinungen internistischer Erkrankungen (Abb. **22**).

Wesentliches Kennzeichen der mit Muskelverspannungen einhergehenden Krankheiten ist die *muskuläre Dysbalance*. Sie manifestiert sich primär in Verkürzung der Agonisten und Abschwächung mit Atrophietendenz der Antagonisten. Als Folge entstehen gleichförmige, aber pathologische Haltungs- und Bewegungsmuster, die der Arzt zu kennen hat. Schmerzen können dabei sowohl im Agonisten als auch Antagonisten entstehen.

Tab. **1**   Erkrankungen der Muskulatur

---

1. Organische Erkrankungen der Muskulatur
   – traumatisch
   – entzündlich
        bakterielle, virale, parasitäre Infektionen
        Polymyalgia rheumatica arteriitica
        Dermato-/Polymyositis
        Kollagenosen
   – ischämisch
        arterielle Verschlußkrankheiten
        Vaskulitiden
   – metabolisch
        Schilddrüsen- und Nebenschilddrüsenerkrankungen
        genetische Störungen des Lipid-, Purin- und Glukosestoffwechsels
        Rhabdomyolyse
   – medikamentös-toxisch
        Lidpidsenker
        Chloroquin
        Alkohol
   – neurologisch

2. funktionelle Störungen der Muskulatur
   – rein funktionell entstanden (sehr häufig)
   – ausgelöst durch Organerkrankungen: Gelenke der Extremitäten und
     Wirbelsäule (häufig)
     innere Erkrankungen (seltener)

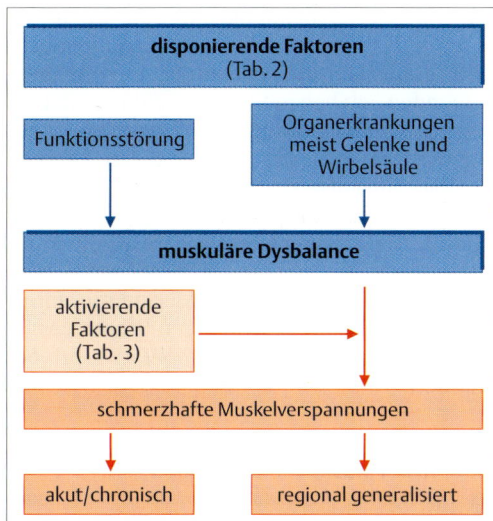

Abb. **22** Entstehung von Muskel- verspannungen.

Zur Muskelverspannung kommt es wahrscheinlich als Ergebnis eines aus der Körperperipherie in das ZNS einfließenden pathologisch erhöhten nozizeptiven Impulseinstroms. Als Auslöser dürfen prinzipiell internistische und speziell ossäre Erkrankungen (Tumoren) nicht vergessen werden. Meist liegen die Ursachen von Muskelverspannungen aber in den Haltungs- und Bewegungsorganen selbst. Ursächlich sind dabei disponierende und aktivierende Faktoren zu unterscheiden. Sowohl Organerkrankungen als auch Funktionsstörungen von Gelenken und Wirbelsäule können zu einem zunächst subklinisch verbleibenden Impulseinstrom führen (Tab. 2). Die disponierenden Faktoren werden oft jahrelang schmerzfrei toleriert. Erst bei Hinzukommen aktivierender Faktoren wird der nozizeptive Impulseinstrom überschwellig mit dem Ergebnis einer schmerzhaften Muskelverspannung (Tab. 3). Dabei kann zwischen regionalen/generalisierten sowie akuten/chronischen Schmerzsyndromen unterschieden werden, wobei fließende Übergänge das Erscheinungsbild sehr bunt machen.

Folgende *Fehler* werden in der Praxis aufgrund ungenügender Berücksichtigung dieser grundsätzlichen Vorgänge am häufigsten gemacht:

— Im Fall rein funktioneller Muskelverspannungen werden die Patienten von Kopf bis Fuß mit aufwendigen Techniken durchuntersucht und dann wegen zufällig entdeckter, aber bedeutungsloser Befunde einer erfolglos verbleibenden Fehlbehandlung zugeführt (z. B. Corticosteroidbehandlung unter dem Verdacht einer Polymyalgia rheumatica arteriitica bei Periarthropathie der Schulter, die im Rahmen einer skoliotischen Fehlhaltung aufgetreten ist).

— Im Fall einer strukturell definierten Grunderkrankung (z. B. chronische Polyarthritis) wird die Muskelsymptomatik nicht als das klinische Bild dominierende Begleiterscheinung erkannt, und die eigentlich notwendig gewordene Behandlung der Muskulatur unterlassen. Unter der Vorstellung eines rein artikulären Schmerzes ist dann das Ausweichen auf medikamentöse und operative Fehlbehandlung vorprogrammiert.

Tab. 2 Disponierende Faktoren bei Muskelverspannungen
(subklinische Anhebung des nozizeptiven Impulseinstroms; es besteht noch Schmerzfreiheit)

1. Organerkrankungen	2. Funktionsstörungen
Gelenke:	hypomobile Formen:
Arthritis u. a.	einseitige körperliche Belastung
Arthrose u. a.	sitzender Beruf
Knochen:	allgemeiner Bewegungs- und Trainingsmangel
Keilwirbel	körperliche Dauerbelastung
innere Organe	Fehlhaltungen der Wirbelsäule
	hypermobile Formen:
	konstitutionelle Gelenkhypermobilität
	schwaches Muskelkorsett

Tab. 3 Aktivierende Faktoren bei Muskelverspannungen
(überschwellige Anhebung des nozizeptiven Impulseinstroms; es kommt zu schmerzhaften Muskelverspannungen)

Kälte	Menstruation
Feuchtigkeit	psychische Faktoren
Witterungseinflüsse	plötzliche körperliche Überlastungen
Schlafmangel	akute Erkrankungen

Klassifikation

Zwei Erscheinungsbilder von schmerzhaften Muskelverspannungen sind zu unterscheiden:

— Triggerpunkte: lokale palpable Verhärtungen der Muskulatur mit lokalem und/oder fortgeleitetem Druckschmerz sowie ggf. vegetativen Begleiterscheinungen (Dysästhesie, Kribbelgefühl, Schwitzen, im Kopfbereich auch Schwindel, Tinnitus, subjektive Sehstörungen ohne Anhalt für Organschäden an Ohr und Auge). Durch lokalen Druck mit dem Palpationsfinger oder eine sonstige mechanische Irritation (z.B. Nadelstich) läßt sich eine feine Zuckungsreaktion des Muskels provozieren („twitch response"), wobei eine meist in die Körperperipherie auftretende Schmerzausstrahlung in jeweils muskeltypische Projektionszonen auftritt. Die Bedeutung solcher Triggerpunkte liegt darin, daß sie schwerste klinische Schmerzsyndrome generieren können und einer einfachen lokalen Therapie zugänglich sind (Travell und Simons 1983, 1992).
— Tendomyopathien: diffuse Verhärtungen, den ganzen Muskel betreffend, je nach Muskeltyp plattenartig (Trapezius) oder strangartig (Levator scapulae, Sternokleidomastoideus, Erector trunci, Hüftaußenrotatoren, ischiokrurale Muskulatur etc.). Diese verlangen ein Behandlungspaket mit gezielter Anwendung unterschiedlichster Methoden.

Es gibt fließende Übergänge zwischen diesen beiden Formen. Nach Simons (1996) sind Muskelverspannungen generell durch Triggerpunkte bedingt. Anzumerken ist noch, daß die theoriebeladene Bezeichnung Myogelose nur historisch zu verstehen ist und aus dem ärztlichen Vokabular gestrichen werden sollte.

Abzugrenzen sind die schmerzhaften Muskelverspannungen von nichtschmerzhaften Muskelverhärtungen. Diese gehen wahrscheinlich nach jahrelangem Verlauf aus schmerzhaften Tendomyopathien hervor, bei denen ein vegetativ entstandenes Gewebsödem fibrös organisiert worden ist. Sie sind aber trotz fehlender lokaler Schmerzen als relevanter klinischer Befund zu werten, da andernorts gelegene Tendomyopathien oft nur dann behoben werden können, wenn das ganze Muskelsystem wieder in Ordnung gebracht wird. Häufiges Beispiel: Erector trunci lumbalis bei langjährig bestehendem Hohlrund- oder Rundrücken.

Untersuchungstechnik

Man hüte sich davor, sich mit der oft auf Anhieb zu stellenden Diagnose einer zugrundeliegenden Gelenkerkrankung ohne differenzierende Angaben zum Muskelsystem zufriedenzugeben (z.B. chronische Polyarthritis, M. Bechterew), da bei muskulären Begleitkomplikationen später die Therapie entsprechend differenziert ausfallen muß. Tab. 4 gibt die Systematik wieder. In der Allgemeinanamnese werden internistische oder sonstige Grunderkrankungen angezielt. In der speziellen rheumatologischen Anamnese wird durch die Frage nach Spontan-, Ruhe- und Bewegungsschmerz sowie nach Steifigkeit die schmerzhafte Körperregion eingegrenzt und versucht, die in Abb. 22 aufgeführte Grobzuordnung vorzunehmen. Die weitere Untersuchung richtet sich am besten nach der manualmedizinischen Systematik (J. und V. Dvorak 1988).

Die *Inspektion* beim Betreten des Arztzimmers, beim Ausziehen sowie bei der Demonstration der Beschwerden dient neben der Entdeckung von arthritischen Gelenkschwellungen (u. a. somatischen Erkrankungen) der Haltungs- und Bewegungsanalyse. Sie gibt wichtige Aufschlüsse und erlaubt die Vermutung und Eingrenzung von klinisch relevanten Muskelverspannungen. Hierzu gehört auch die Analyse des Gangbildes („Gehen Sie jetzt bitte so, wie Sie immer gehen!"). Dabei hat man nicht nur Knie und Hüften, sondern (weiter zentral) auch den Rumpf und (peripher) die Füße mit ihren komplizierten Belastungsabläufen im Visier.

Tab. **4** **Systematik zur klinischen Untersuchung bei Muskelverspannungen**

Allgemeinanamnese	Gelenkuntersuchung
rheumatologische Anamnese	Achse
Spontanschmerz	Schwellung
Ruheschmerz	passive Beweglichkeit
Bewegungsschmerz	Gelenkkreiben
	Endphasenschmerz
Inspektion	Endgefühl
Alltagsbewegungen	
gezielte Haltungs- und	**Muskelpalpation**
Bewegungsanalyse	Schmerzprovokation
	Widerstandstest
	Bewegungstest
	Dehnungstest
	Verkürzungstest
	Muskelzittern

Bei der *Muskelpalpation* werden die Muskelbäuche, der muskulo-tendinäre Übergang, der Sehnenbereich und die Sehneninsertion gezielt untersucht. Dabei wird auf die Konsistenz der einzelnen Gewebsstrukturen mit der speziellen Frage nach lokal behandelbaren Triggerpunkten („taut bands", Travell und Simons, 1983 und 1992) und das Ausbreitungsmuster einer eventuell auftretenden Schmerzempfindung geachtet (Frage: „Ist dies Ihr Schmerz?"). Auch die Trophik der Muskulatur muß beachtet werden (Seitenvergleich).

Durch die beabsichtigte *Provokation einer Schmerzempfindung* mittels isometrischer (Widerstandstests) und dynamischer Anspannung (Bewegungstest) sowie durch passive Dehnung des inkriminierten Muskels (Dehnungstest) wird nochmals die muskuläre Genese des Schmerzes bestätigt. Die sichere Abgrenzung eines Muskelschmerzes von einem Gelenkschmerz erfolgt durch Ausführung einer Bewegung zunächst aktiv, dann passiv: bei artikulären Schmerzen wird der Schmerz durch die passive Bewegung (bes. Endphasenschmerz), bei muskulären Schmerzen durch die aktive Bewegung reproduziert.

Anschließend erfolgt die *Gelenkuntersuchung* einschließlich der Beurteilung des Gelenkspiels. Dessen Einschränkung an den Extremitätengelenken kann der Geübte bereits visuell feststellen. Das Erkennen von Blockierungen bzw. Dysfunktionen ist wesentlich, da sie sich bei der nachfolgenden rein muskelorientierten Behandlung nicht immer spontan lösen und dann einer Mobilisations- und Manipulationsbehandlung bedürfen.

Nun weiß man schon gut über die Schmerzgenese Bescheid. Bei einer nochmals erfolgenden passiven Bewegungsprüfung achtet man noch auf das Vorliegen einer *Muskelverkürzung*; sie komplettiert durch die Entdeckung eines Ausschlagsdefizits mit weichem Anschlag das Bild der muskulären Dysbalance und gibt zwingende Hinweise auf die therapeutischen Notwendigkeiten. Die Behandlung von Triggerpunkten und Muskelverkürzungen kann sofort „bedside" angeschlossen werden (s. u. Therapie).

Es soll noch auf ein nur bei aktiver Bewegung auftretendes, feines *Muskelzittern* hingewiesen werden, das die Muskelverspannungen oft begleitet. Es ist ein Korrelat der muskulären Dysbalance und ist durch eine Koordinationsstörung zwischen Agonisten und Antagonisten erklärt. Bei Hüftschmerzen beispielsweise legt der Untersucher seine Hand auf das Knie oder den Oberschenkel des bei angestellten Füßen auf dem Rücken liegenden Patienten (wie bei Untersuchung des Patrick-Zeichens) und führt Ad- und Abduktionsbewegungen durch. Dabei kann man das Muskelzittern besser palpieren als fühlen. Bei statisch myalgischen Wirbelsäulensyndromen kann man oft im Sitz bei geführten Be-

Tab. **5** Anamnestische und klinische Befunde bei Muskelverspannungen

subjektiv	semiobjektiv	objektiv
Spontanschmerz* – Ruhe – Bewegung	Druckschmerz* – ohne Ausstrahlung – mit Ausstrahlung	Atrophie Verkürzung*
Schwächegefühl*	Kraftminderung Anspannungsschmerz*	Konsistenzvermehrung – punktförmig* – flächig
Steifigkeitsgefühl	Dehnungsschmerz* verspannter Muskel- strang*	Muskelzittern Zuckungsreaktion*

* Kennzeichen von Triggerpunkten

wegungen des Beckens („Beckenrollen") das Zittern mit der auf das Sakrum oder die LWS gelegten Hand palpieren.

In einem abschließenden Untersuchungsgang werden Schmerzhaftigkeit und Konsistenz der Haut insbesondere in einem handbreit paravertebral gelegenen Areal untersucht, um Hinweise auf mono- oder plurisegmentale vegetativ ausgelöste Begleiterscheinungen von Muskelverspannungen zu dokumentieren *(Kiblersche Hautfalte)*. Desgleichen werden hier die Piloarrektion, die Hautfeuchtigkeit sowie die Hautdurchblutung mit dem Irisblendenphänomen untersucht. Diese Feinzeichen stellen, ebenso wie das Muskelzittern, ein klinisch objektivierbares Korrelat der zugrundeliegenden Funktionsstörungen dar. Auch wenn sie in bildgebenden Verfahren kaum dargestellt werden können, haben sie eine definitive Bedeutung für die *klinische Begutachtung*. Tab. 5 bringt eine Synopsis der anamnestischen und klinischen Befunde bei Muskelverspannungen.

Therapie

Die klinische Untersuchung kann sofort in Richtung der Muskelbehandlung fortgeführt werden. Dabei gibt es zwei prinzipiell voneinander unterschiedene Zugangsrichtungen:

- entweder man sucht das Schmerzsyndrom aufzulösen in einzelne Triggerpunkte und behandelt diese sofort,
- oder man läßt die zugrundeliegende Haltungs- und Bewegungsstörung durch einen Krankengymnasten behandeln. – Meist wird man beide Verfahren miteinander kombinieren.

Der Vorteil der Triggerpunktbehandlung liegt darin, daß sie der Geübte in zeit- und kostensparender Weise selbst durchführen und so den schmerzgeplagten Patienten für eine nachfolgende krankengymnastische Behandlung zur Behebung der begleitenden muskulären Dysbalance motivieren kann. Ihr Nachteil liegt in der Begrenzung auf das Symptom bzw. den (vorläufigen) Verzicht auf die Behebung der vielfach mitvorliegenden pathologischen Haltungs- und Bewegungsmuster.

Der Vorteil des zweiten Zugangsweges ist offensichtlich: er wählt den kausalen Zugang, ist aber sehr zeitaufwendig und verlangt die Einbeziehung eines Krankengymnasten. Ein weiterer Nachteil dieses Behandlungsweges beruht dann auf der oft unzureichenden Patientencompliance mit fehlender Bereitschaft, die sein Krankheitsbild begünstigenden Auslöser auszuschalten (vgl. Tab. 2). Bei chronischen Gelenk- und Wirbelsäulenerkrankungen ist vielfach eine krankengymnastisch/physiotherapeutische *Dauerbehandlung* erforderlich.

Behandlung von Triggerpunkten

Falls einzelne Triggerpunkte identifiziert werden konnten, so kann sofort an die Untersuchung eine Behandlung angeschlossen werden, wofür sich „bedside" folgende Möglichkeiten bieten:

— die *ischämische Kompression* durch kräftigen, anhaltenden Druck mit dem Palpationsfinger. – Gut geeignet für den Notfall und Nachtdienst sowie für alle Patienten, die sich vor sonstigen Maßnahmen fürchten. Oft aber nur kurzdauernd wirksam;
— ein trockener *Nadelstich*. – Dabei kann es zu explosionsartiger Reproduktion des Schmerzes kommen. Dieser bestätigt, daß der Triggerpunkt für das individuelle Schmerzbild verantwortlich war. Danach bleibt der durch diesen Triggerpunkt hervorgerufene Schmerz weg. Kombination mit therapeutischer Lokalanästhesie möglich.

Angeschlossen werden muß die Behebung der Muskelverkürzung, wofür es zwei Techniken gibt:

— die *passive Dehnung* des verkürzten Muskels, wofür Travell und Simons (1983, 1992) die gleichzeitige Anwendung eines Kältesprays empfehlen,
— die *aktive Detonisation* durch ärztlich oder krankengymnastisch geführte Anspannungs-/Entspannungstechniken (Sherrington).

Wenn mit diesem Vorgehen das Schmerzbild nicht behoben oder gebessert werden konnte, dann hat man entweder nicht die verantwortlichen Triggerpunkte erwischt und muß die Untersuchung der Muskulatur wiederholen, oder die Muskelverspannung ist wegen der Intensität einer zugrundeliegenden Gelenkstörung mit den genannten Methoden nicht angehbar.

Behandlung gestörter Haltungs- und Bewegungsmuster

Bei rein funktioneller Störung der Haltungs- und Bewegungsmuster muß dem Patienten die Bedeutung seiner disponierenden und aktivierenden Faktoren verständlich gemacht werden, was aus den genannten Gründen eine vielfach erfolglose Sisyphusarbeit darstellt. Mit *Rückenschulen*, in denen mehrere Schicksalsgenossen gleichzeitig unterrichtet werden, versucht man diese Arbeit zu rationalisieren, einen positiven Gruppeneffekt auszunutzen und unter gesundheitlichen Gesichtspunkten durch interaktive Gestaltung des Lernprogramms eine möglichst wirklichkeitsnahe Simulation der Alltagssituationen nachzugestalten. Mit derartigen Programmen, besonders wenn sie nicht nur Theorie, sondern auch Praxis vermitteln, kann man die Häufigkeit von Krankenhauseinweisungen, Arztbesuchen, Medikamenteneinnahme und Berentungen reduzieren (Schlapbach und Gerber 1991).

Mit Blick nur auf die Biomechanik müssen die Patienten insbesondere lernen, wie sie im Alltag auch unter Belastung eine optimale Einstellung von Beckenkippung sowie Aufrichtung ihrer Wirbelsäule vornehmen können. Hierzu gehören alle Tätigkeiten in Beruf und Freizeit. Dabei handelt es sich quasi um die *ergotherapeutische Basistherapie* von Muskelverspannungen, die sehr oft auch die etablierten Gelenkerkrankungen begleiten.

Liegen den Muskelverspannungen Gelenkerkrankungen zugrunde, so gilt es, diese einerseits mit medikamentös *basistherapeutischen Verfahren* oder rheumachirurgischen Eingriffen zu beheben, andererseits unter Anwendung manualmedizinisch orientierter Krankengymnastik die normale Gelenkfunktion weitgehend wiederherzustellen. Hierzu gehört auch die Wiederherstellung des physiologischen *Gelenkgleitens*. Ein Gelenk mit eingeschränkt verbleibenden Bewegungsausschlägen wird automatisch in der schmerzhaften Kontraktur enden.

Außerdem werden, meist *additiv, passive Maßnahmen* zur Lockerung der Muskelverspannungen eingesetzt: Massagetechniken, elektrotherapeutische Verfahren, Wärmeapplikationen und Bäder. Jedem gesunden Gesundheitspolitiker wäre zu wünschen, am eigenen Leibe die hohe Wirksamkeit dieser Behandlungsmethoden zu erfahren.

Kälte- und Wärmeapplikationen lassen sich direkt in eine krankengymnastische Behandlung eingliedern: Wärme auf den Hautarealen über verspannten Muskeln („heiße Rolle") lockern, Kälte („Eis am Stiel") aktiviert abgeschwächte Muskeln. Bei der muskulären Dysbalance lassen sich deshalb Wärme und Kälte auf antagonistischen Muskelpaaren einsetzen, um so die Weiterbehandlung zu beschleunigen.

Einzelne Schmerzsyndrome

Die nachfolgende Darstellung muß aus Platzgründen bruchstückhaft bleiben.

Statisch-myalgisches Wirbelsäulensyndrom: Aufgrund kyphotischer oder skoliotischer Fehlhaltung entstehen schmerzhafte Muskelverspannungen in Nacken und Kreuzregion ohne oder mit Ausstrahlung in die Extremitäten. Die nachfolgend beschriebenen Syndrome stellen Einzelaspekte dar. Obwohl vielfach von einem statisch-myalgischen Syndrom begleitet (Hiemeyer et al. 1990, Müller et al. 1981), ist das Fibromyalgiesyndrom hiervon insofern zu trennen, als hier auch ein zentralnervöser Therapieansatz zu fordern ist (Menninger 1994, 1995, 1997).

Schmerzhafte Schulter: Zugrunde liegt oft ein Rundrücken mit protrahierten Schultern und Verkürzung des M. subscapularis. Die Schulteraußenrotatoren (M. infraspinatus, M. teres) und die Rhomboideen sind dann vielfach hypoton und atrophisch. Unter diesen Umständen unterliegt die Sehne des M. supraspinatus besonders hohen Belastungen und neigt zu Einrissen, die sich auf weitere Teile der Rotatorenmanschette ausdehnen können. Zur kompletten Untersuchung des Schultergelenkes gehört neben der Beurteilung der Nachbargelenke (Klavikulargelenke) auch die Untersuchung des Skapulaspieles bei seitengleicher Elevation oder Abduktion der gestreckten Arme, bei der man durch Inspektion von dorsal einen pathologischen *Skapulavorlauf* oder eine Skapula alata entdecken kann. Bei dieser Bewegung kann außerdem äußerlich gut sichtbar das physiologische *Kaudalwärtsgleiten* des Humeruskopfes ausbleiben. Der schmerzhafte Bogen entsteht vielfach bei solchen Funktionsstörungen und ist keineswegs immer ein Zeichen für eine Kompression der Rotatorenmanschette unter dem Akromion bei der Adduktion. Dieses Schmerzzeichen verschwindet vielfach nach krankengymnastischer Korrektur der muskulären Dysbalance, nach therapeutischer Lokalanästhesie an Triggerpunkten in der an Skapula oder Humerus ansetzenden Muskulatur bzw. nach manualtherapeutischer Mobilisation zuvor blockierter Schulternebengelenke, oder nach Inaktivierung von ligamentär/

kapsulären Triggerpunkten in Hand- oder Ellenbogengelenk (*Pseudo-Impingementphänomen*, Hiemeyer et al. 1989).

Schmerzhafter Ellenbogen (Tennisellbogen, Hausfrauenellbogen): Zugrunde liegen oft Ansatztendinosen der Fingerstrecker mit einer sterno-symphysalen Belastungshaltung als disponierender und akuter Überlastung als aktivierendem Faktor. Die Inaktivierung von Triggerpunkten durch therapeutische Lokalanästhesie reicht deswegen vielfach nicht aus. Bevor operative Maßnahmen ergriffen werden, soll das im Abschnitt „Behandlung gestörter Haltungs- und Bewegungsmuster" dargestellte *Behandlungspaket* eingesetzt werden.

Hüftschmerzen: Diese beruhen vielfach auf habituell erworbenen Verkürzungen der Außenrotatoren, des Tractus iliotibialis, des M. iliopsoas, der Adduktoren und insbesondere auch des bei Frauen nur durch vaginale Untersuchung zugänglichen M. obturatorius internus („Parametropathie"). Da die Hüftgelenksmuskulatur vielfach zweigelenkig ist und das Knie überspannt, werden Hüftgelenkserkrankungen vielfach in das Knie projiziert und umgekehrt. Die Nachbargelenke der Hüfte, also Knie und Iliosakralgelenke, müssen in die Untersuchung unbedingt einbezogen werden (Tab. **6**).

Tab. **6** **Schmerzen in der Hüftregion**

Leiste	Trochanter
M. iliopsoas	Tractus iliotibialis*
M. obturatorius internus	Außenrotatoren
Adduktoren*	**Sitzbeinhöcker**
M. rectus femoris*	ischiokrurale Muskulatur*
M. sartorius*	
M. gracilis*	

* Schmerzausstrahlung bis zum Knie wegen Zweigelenkigkeit dieser Muskeln

Tab. **7** **Rückenschutz**

körpernahes Tragen
tägliches Übungsprogramm
Ganzkörperfitness
richtiges Sitzen (Auto, Schreibtisch, Arbeitsplatz)
Ausgleichsgymnastik

Rücken: Die Rückenmuskulatur ist der Suche nach Triggerpunkten gut zugänglich, mit deren Inaktivierung durch therapeutische Lokalanästhesie man manchmal überraschende Erfolge erzielen kann. Meistens kommt man jedoch ohne ein differenziertes Übungsprogramm nicht aus. Zur Prophylaxe gehören tägliche Bewegungsübungen. Die Beobachtung der Regeln des Rückenschutzes ist die entscheidende Voraussetzung für die Prophylaxe von Schmerzrezidiven (Tab. 7).

Literatur

Brügger, A.: Die Funktionskrankheiten des Bewegungsapparates: Ein neues Konzept für häufige Schmerzsyndrome. Akt. Rheumatol. 12 (1987) 314–318.

Dvorak, J., Dvorak, V.: Manuelle Medizin, Diagnostik (Thieme: Stuttgart 1988).

Hiemeyer, K., Joist, R., Menninger, H.: Nachweis der funktionellen Genese von Schulterschmerzen bei chronischer Polyarthritis (cP) durch diagnostische Lokalanästhesie entzündeter distaler Gelenke. Z. Rheumatol 48 (1989) 139–142.

Hiemeyer, K., Lutz, R., Menninger, H.: Dependence of tender points upon posture – a key to the understanding of fibromyalgia syndrome. J. manual Med. 5 (1990) 169–174.

Janda, V.: Muscles and motor-control in cervicogenic disorders: Assessment and management. In Grant, R. (Ed.): Physical Therapy of the Cercival and Thoracic Spine (Churchill Livingstone: New York 1994) 195–216.

Menninger, H., Hiemeyer, K.: Tendomyopathien. In Gerok, W., Hartmann, F., Schuster, H.-P. (Hrsg.): Innere Medizin der Gegenwart. Bd. 7: Rheumatologie (Zeidler H., Hrsg.; 1990) 594–634.

Menninger, H., Neeck, G., Müller, W.: Fibromyalgie-Syndrom: gemeinsame Positionen (Leserbrief). Akt. Rheumatol. 22 (1997) 35–36.

Menninger, H., Dietl, S., Behringer, W.: Extraartikuläre rheumatische Erkrankungen (Weichteilrheumatismus). In: Therapiehandbuch, Hrsg.: Bünte, H., Domschke, W., Meinertz, T., Reinhardt, D., Tölle, R., Wilmanns, W.; Fachherausgeber: Zeidler H., u.a. (Urban & Schwarzenberg: München 1994).

Menninger, H.: Funktionelle Syndrome: Dualistisches Konzept für weichteilrheumatische Krankheiten. Das rheumatologische Kreuz (Editorial). Aktuelle Rheumatologie 20 (1995) 1–3.

Müller, W., Perini, C., Battegay, R., Labhardt, F.: Die generalisierte Tendomyopathie (generalisiertes Fibromyositis-Syndrom). Internist. Welt 7 (1981) 268–277.

Schlapbach, P., Gerber. N. J. (Ed.): Physiotherapy: Controlled Trials and Facts. In: Rheumatology, The Interdisciplinary Concept, Vol. 14 (Schattenkirchner, M., Hagena, F. W., Series Editors). (Karger: Basel 1991).

Simons, D. G.: Muskelverspannung is caused by triggerpoints. (Vortrag) 27. Tagung der Deutschen Gesellschaft für Rheumatologie, Bamberg, 18.–21. September 1996.

Travell, J. G., Simons, D. G.: Myofascial Pain and Dysfunction. The Trigger Point Manual (Williams & Wilkins: Baltimore 1983).

Travell, J. G., Simons, D. G.: Myofascial Pain and Dysfunction. The Trigger Point Manual, Volume 2 (Williams & Wilkins: Baltimore 1992).

Muskelverspannungen aus Sicht der Orthopädie

Tom Laser

Unterstellen wir, daß jeder zweite Patient, der in die orthopädische Sprechstunde kommt, den Arzt wegen Rückenschmerzen aufsucht, beim praktischen Arzt sind es nach neuesten Untersuchungen immerhin mehr als 15% aller Patienten. Es darf als gesichert angesehen werden, daß, welche Primärerkrankung auch vorliegt, der Rückenschmerz immer auch ein *Muskelschmerz* ist. Es gibt kaum eine Struktur im Bereich des Rückens, gleichgültig, ob es die Bandscheibe, ein Gelenk, Sehnen bzw. Bandverbindungen oder neurale Strukturen sind, die nicht sekundär die Muskulatur beeinflussen und dadurch einen Schmerz auslösen. Nach Genth (1990) leiden 15% der Patienten mit Rückenschmerzen an einer Fibromyalgie, eine Zahl, die aufhorchen läßt. Wenn die Zahl zuträfe, müßten etwa 7% aller orthopädischen Patienten Fibromyalgie-Patienten sein, also jeder 13. Patient in der Praxis diesem Krankheitsbild angehören. Tatsächlich sind nach epidemiologischen Untersuchungen von Raspe (1990) etwa 2 Millionen Bundesbürger von der Krankheit der Fibromyalgie betroffen, eine Zahl, die in krassem Widerspruch zu der diagnostizierten Häufigkeit steht.

Ursache der Muskelschmerzen

Wie kommt es überhaupt zum Muskelschmerz, und was ist das Substrat dieses Schmerzes? Nach Pongratz (1987) entstehen Muskelschmerzen generell im Mesenchym des Muskels oder in unmittelbaren Nachbarstrukturen, nämlich den Sehnenansätzen und/oder Faszien. Der Schmerz wird durch mechanische, chemische sowie ischämische Reize ausgelöst. Die Angaben über Schmerzen in den Weichteilen, also im wesentlichen den Muskeln, sind in der Regel schon vom Patienten selbst als „Weichteilschmerzen" beschrieben worden und können a priori von den reinen Gelenkschmerzen abgegrenzt werden. Ist das Mesenchym des Muskels selbst die Ursache des Schmerzes, wird man bei dieser Form der Myopathien eine Muskelschwäche und schließlich auch Muskelatrophien finden, die als Folge einer funktionellen bzw. strukturellen Parenchymschädigung aufzufassen sind. Die Myopathien sind aber in der orthopädischen Praxis eher seltene Ursachen für die angegebenen

Schmerzbilder, viel häufiger sind Muskelschmerzen vorhanden, die sekundär durch andere Funktionsstörungen die Muskulatur treffen. Man sollte die Muskulatur und deren Funktion (die Muskulatur macht immerhin 40% der Körpermasse aus!) nicht solitär betrachten, sondern immer nur in ihrer Wechselbeziehung zu anderen Funktionssystemen, insbesondere zu den durch sie geführten Gelenken, deren unmittelbaren Strukturen, wie Kapseln, Bänder, subchondrale Bereiche, Haut, Gefäße und neurale Strukturen. Ist einer der genannten funktionellen Partner gestört oder zerstört, wird die Muskulatur in Abhängigkeit der Afferenz-, Efferenzsituation mit Veränderungen antworten.

Muskelschmerz und Tonuserhöhung

Schmerz in einem Skelettbereich außerhalb der Muskulatur führt bekanntermaßen zu einer Tonuserhöhung der gelenkführenden Muskeln. Durch vielfache Untersuchungen konnte nachgewiesen werden, daß die Muskelanteile, die überwiegend tonische Fasern besitzen, stärker von der Tonuserhöhung betroffen werden als jene mit überwiegend phasischen Muskelanteilen. Bei teleologischer Überlegung kommt man zu der Erkenntnis, daß die Tonuserhöhung der gelenkführenden Muskulatur durchaus einen biologischen Sinn hat: Durch vermehrten Tonus werden unnötige und damit schmerzverstärkende Bewegungen im Gelenk verringert bzw. völlig aufgehoben. Eine Verringerung der Gelenkbeweglichkeit gelingt am besten, wenn Agonist und Antagonist gleichermaßen durch Tonuserhöhung in eine gewisse „Bewegungsrigidität" gezwungen werden. Vielfache Untersuchungen belegen, daß der erhöhte Tonus der Muskulatur zu einer Hypoxie bestimmter Areale führt. Inwieweit der gesamte Muskel hypoxisch wird, wird kontrovers diskutiert.

Ist die ursprüngliche Noxe, also etwa eine entzündliche Gelenkveränderung, abgeklungen und damit die biologische Notwendigkeit einer Ruhigstellung durch Erhöhung des Muskeltonus nicht mehr gegeben, so klingt der erhöhte Tonus meist spontan wieder ab, und die Beweglichkeit normalisiert sich damit wieder. In einigen Fällen bleibt aber die Muskelverspannung bestehen. Bisher hat man sie durch die Spannung-Schmerz-Spannung-Spirale erklärt. Sie konnte aber experimentell nicht bestätigt werden (s. Kapitel Pathophysiologie). Chronische Schmerzen können jedoch Umschaltungen und Genveränderungen im nozizeptiven System hervorrufen, welche ihrerseits supranukleäre absteigende Bahnen beeinflussen. Nach Mense (1995) besitzt der Muskeltonus zwei Komponenten, eine viskoelastische und eine neurogene. Ein normaler, entspannter Muskel zeigt in Ruhe keine EMG-Aktivität, besitzt aber noch einen viskoelastischen Tonus. Die Viskosität eines Muskels ist aber nicht konstant, sondern ändert sich durch Bewegungen. Muskelgewebe hat demnach thixotrope Eigenschaften.

Triggerpunkte

Findet sich innerhalb eines Muskels eine lokale Erhöhung des viskoelastischen Tonus, so wird man einen Triggerpunkt finden, von dem man annimmt, daß er eine Kontraktur weniger Muskelfasern darstellt, d.h. eine Aktivierung des Aktin-Myosin-Systems ohne Erregung der neuromuskulären Endplatte. Wie Müller (1991) zeigen konnte, liegt im Zentrum des Triggerpunktes eine hochgradige Hypoxie vor, wenngleich andere Muskelzentren des gleichen Muskels eher eine stärkere Sauerstoffanreicherung zeigen, was bei vielen Untersuchungen zu der oben genannten Verwirrung führte. Die Hypoxie im Triggerpunktgebiet ist vermutlich die Ursache für das Unterhalten der Triggerpunktsituation an sich. Der Begriff „Triggerpunkt" spielt bei Funktionsstörungen des Muskelsystems diagnostisch und terminologisch eine überragende Rolle, obwohl beim Studium der Literatur Begriffe wie „Triggerpunkte" und „tender points" oft durcheinandergeworfen werden und schon bei der Definition uneinheitliche Kriterien aufgeführt werden.

Ein Triggerpunkt ist nach der gültigen Definition ein im Muskelbauch befindlicher tastbarer erbs- bis bohnengroßer Knoten, der am besten durch Palpation quer zum Faserverlauf des Muskels durch leichten Fingerdruck getastet werden kann. Nach Tilscher und Eder (1993) unterscheidet man aktive und latente Triggerpunkte.

Unter latenten Punkten versteht man solche, die erst bei deutlicher Punktreizung unter starkem Druck ausstrahlende Schmerzen hervorrufen. Die dabei in die Peripherie oder andere Referenzzonen fortgeleiteten Schmerzen werden als „referred pain", also fortgeleitete Schmerzen beschrieben. Bei den aktiven Triggerpunkten entstehen bereits bei physiologischen Belastungen oder spontan die gleichen fortgeleiteten Schmerzen.

Triggerpunkte sind umschriebene Kontrakturen, bedingt durch eine gestörte Rückresorption von Ca^{2++} in das sarkoplasmatische Retikulum und ausgelöst durch Traumen und Überlastungen. Ausgedehnte Muskelverspannungen beruhen wahrscheinlich nicht auf segmentalen Reflexen sondern auf einer gesteigerten Aktivität absteigender supranukleärer Bahnen (s. Kapitel Pathophysiologie).

Nachdem trotz ungenügend nachgewiesenem Entstehungsmechanismus die Tonuserhöhung nun einmal realistisch vorhanden ist und tatsächlich „greifbar" und damit auch begreifbar ist, müssen wir uns mit den Folgen einer solchen Tonuserhöhung auseinandersetzen.

Muskuläre Dysbalance als Folge der Tonuserhöhung

Bei nach Noxen irgendwelcher Art ausbleibender Remission von Tonuserhöhungen kommt es, wie wir alle täglich erleben, zu *Verkürzungen* bestimmter Muskelgruppen, während andere eher eine Abschwächung im Sinne der Muskelinaktivität erfahren. Nach früheren grundlegenden Arbeiten von Janda (1979) sind dabei die Muskelgruppen mit vorwiegend tonischen Fasern diejenigen, die sich bei der entstehenden muskulären Dysbalance weiter verkürzen, während die Muskeln mit vorwiegend phasischen Fasern durch reziproke Innervation nach dem Gesetz von Sherrington eine Aktivitätsminderung und damit eine Abschwächung aufweisen. Wir wissen, daß Muskeln mit überwiegend tonischen und phasischen Fasern häufig in einem antagonistischen System zueinander stehen. Im Normalfall besitzen gelenkführende Muskelsysteme eine muskuläre Balance, im Falle der gestörten Funktion überwiegt die tonische Gruppe und führt somit zu einer eingenommenen Zwangshaltung der Gelenke. Die unphysiologische Gelenkstellung sowie die oft damit in Verbindung stehenden größeren Kompressionskräfte im Gelenkbereich führen über zentrale Umschaltungen bei chronischen nozizeptiven Afferenzen zu einer verstärkten Innervation gelenkführender Muskeln, also zu einem erhöhten Muskeltonus.

Psyche und Tonuserhöhung der Muskulatur

Schließlich kommt ein dritter Faktor hinzu, der bei der Betrachtung und Entstehung von muskulären Verspannungen häufig unterbewertet oder bagatellisiert wird: die Psyche. Es ist bekannt, daß psychische Faktoren, insbesondere Stressoren aus der Umwelt, eine Tonuserhöhung der tonischen Muskeln bewirken. Typisches Beispiel hierfür ist die Tonuserhöhung des M. levator scapulae unter Streßbedingungen des Alltags. Ist der Streß vorbei, löst sich die Tonuserhöhung der entsprechenden Muskeln im Normalfall wieder. Hält der Streß länger an oder wird er zum Dauerstreß, kommt es zu entsprechenden schmerzhaften Dauertonuserhöhungen dieser betroffenen Muskelgruppen, insbesondere der Schulter-Nacken-Region. Die Bildung von Muskeldysbalancen, die ihren Ausgang vom Schulter-Nacken-Bereich nehmen, sind demnach bei solchen Personen und Altersgruppen besonders häufig, die einerseits unter einer besonderen Konfliktsituation stehen und andererseits diese Stressoren nur ungenügend kompensieren können. Ein oft zitiertes Beispiel für diese Personengruppe sind Frauen im Prä- oder Menopausenalter, beispielhaft Lehrerinnen.

„Tender points"

Die ständige Aktivierung der tonischen Muskeln mit ihrem erhöhten Tonus hat, im Gegensatz zu den myofaszialen Schmerzen, ihre Schmerzareale im wesentlichen an den Muskelursprüngen und -ansätzen, also da, wo die Muskulatur in Sehnen übergeht bzw. die Sehnen im Knochen entspringen bzw. einmünden. Beim Beispiel der streßgeplagten Lehrerin wird man also fast mit Sicherheit Druckschmerzpunkte („tender points") am Ursprung und Ansatz des M. levator scapulae finden.

„Tender points" sind, im Gegensatz zu den genannten Triggerpunkten des Muskelbauches, sogenannte Maximalpunkte (Tilscher und Eder 1983), die ebenfalls palpiert werden können, aber keine anderen Palpationsbefunde liefern als etwa Zonen benachbarter Regionen, bei denen keine Insertionsschmerzen bestehen.

Bei Muskeln, die zu „tender-point"-Beschwerden führen, finden sich histologisch, morphologisch und chemisch keine Veränderungen, die erklären könnten, warum gerade hier chronische Beschwerden bestehen. Daß sie bestehen, wird niemand bezweifeln, der solche Patienten täglich untersucht.

Pathomechanismus der muskulären Dysbalance

Die muskuläre Dysbalance, die eingangs angesprochen wurde, ist ein Pathomechanismus, der durch vielfache Auslöser auf die Skelettmuskulatur einwirken kann. Schmerz, Trauma, Überaktivität, Unteraktivität (Schonung) und schließlich Fehlhaltungen bestimmter Gelenkabschnitte können geeignet sein, eine vermehrte Tonuserhöhung der tonischen und eine Abschwächung der phasischen Muskeln zu bewirken. Interessanterweise müssen die auslösenden Mechanismen nicht unbedingt fortbestehen, um notwendigerweise auch eine chronische muskuläre Dysbalance zu bewirken. Der einmal in Gang gesetzte Mechanismus führt in vielen Fällen zu einer Verselbständigung der muskulären Dysbalance als eigenständige Funktionsstörung, letztlich auch zu einem „Krankheitsbild" (Abb. **23**).

Im ausgeprägten Stadium einer muskulären Dysbalance finden sich im Gegensatz zu den Meinungen vieler Untersucher bei exakter Untersuchungstechnik sowohl Schmerzpunkte an den Muskel-Sehnenansätzen und -ursprüngen als auch tastbare Veränderungen im Muskelbauch selbst. Wir finden also nebeneinander sowohl „tender points" als auch Triggerpunkte!

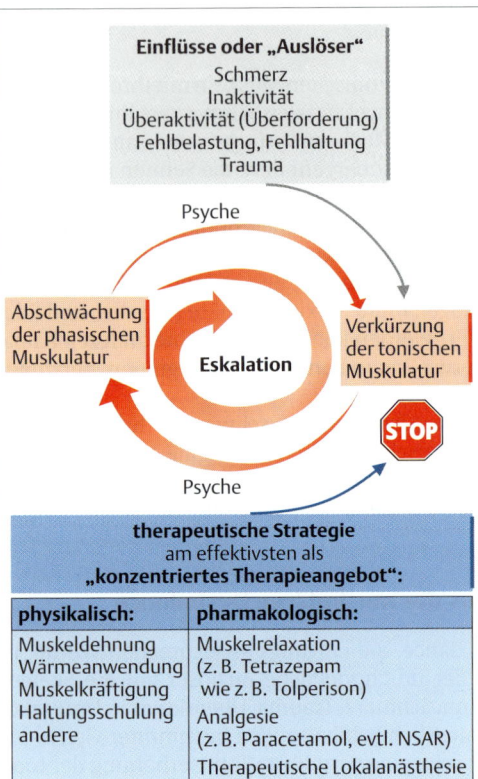

Abb. **23**
Entstehung der
muskulären
Dysbalance.

Fazit

Sowohl das Krankheitsbild der muskulären Dysbalance, also Muskelver-
spannungsbeschwerden im weitesten Sinne, als auch das Vollbild der Fibromyalgie, sind nach allem bisher Gesagten ein Folgezustand multifak-
torieller Einflüsse. Demnach kann auch nur eine vielschichtige Strategie
zum Ziel führen. Eine individuell abgestimmte, vorsichtig dosierte und
vor allen Dingen interdisziplinäre Aktivität ist hier der einzige Garant für
die Chance eines Therapieerfolges.

Literatur

Genth, E.: Fibromyalgie und Rückenschmerz, Med. Welt 41 (1990) 1026–1033.

Janda, V.: Muskelfunktionsdiagnostik (Acco: Leuven 1979).

Kolar, E.: Fibromyalgie-Syndrom – ein Kontinuum zunehmender Schwere der Muskelschmerzen, Ann. Rheum. Dis. 48, 4 : 317–321.

Laser, T.: Muskuläre Dysbalance. Arzt und Krankenhaus, 1/94.

Laser, T.: Muskelverspannung und Rückenschmerz (Thieme: Stuttgart 1996).

Laser, T.: Nicht immer die Bandscheibe (Zuckschwerdt: 1996).

Mense, S.: Muskelverspannungen … Vortrag beim Deutsch-schweizerischen Symposium „Muskelverspannung" 6.–8.7.1995.

Müller, W.: Generalisierte Tendomyopathie (Steinkopff: Darmstadt, 1991).

Pongratz, D.: Muskelschmerzen. Klinische, radiologische, neurophysiologische und bioptische Diagnostik, Internist 28 (1987) 572–579.

Raspe, H. H.: Häufigkeit der Fibromyalgie, Vortrag auf dem Satellitensymposium Mannheim, 2.8.1994.

Tilscher, H., Eder, M.: Die Rehabilitation der Wirbelsäulengestörten (Springer: Berlin 1983).

Wolfe, F.: Vergleichende Auswertung von Druckschmerzpunkten und Triggerpunkten bei Patienten mit Fibromyalgie, myofascialem Schmerzsyndrom und Gesunden, Rheumatology 19 6 (1992) 944–951.

Muskelverspannungen aus Sicht der Neurologie – Spastizität und Rigor

Heinrich E. Kaeser

Spastizität

Bei einer Blutung oder Erweichung in der Capsula interna beobachtet man charakteristische Veränderungen. Zunächst besteht eine schlaffe Hemiplegie oder Hemiparese, anfänglich oft mit herabgesetzten Eigen- und Fremdreflexen. In der Regel werden die Eigenreflexe innerhalb Stunden verstärkt, während die Fremdreflexe wie Bauchhautreflexe, Kremasterreflex und Kornealreflex abgeschwächt oder erloschen bleiben. Der Babinski-Reflex tritt schon frühzeitig auf. Die Spastizität dagegen entwickelt sich erst nach Wochen oder sogar Monaten und kann an einzelnen proximalen Muskeln, z.B. am M. deltoideus, ausbleiben.

Lance hat 1980 die Spastizität folgendermaßen beschrieben: „Es besteht ein Muskelwiderstand bei passiver Dehnung, der geschwindigkeitsabhängig ist und durch gesteigerte tonische Eigenreflexe verursacht wird." Diese Definition muß ergänzt werden durch die Symptome Parese oder Paralyse, Koordinationsstörungen und Haltungsstörungen. Eine geringe Spastizität zeigt sich nur bei raschen Bewegungen von großer Amplitude. Bei der ausgeprägten Spastizität ist der Widerstand beträchtlich oder sogar nicht überwindbar. In älteren Lehrbüchern hat man die spastische Hemiparese als Pyramidenbahnsyndrom beschrieben; in neueren Lehrbüchern wird sie korrekter als supranukleäres Syndrom bezeichnet. Eine Läsion der Pyramide allein führt zu einer Hypotonie und einer Störung der Feinbewegungen, hauptsächlich der Finger, nicht aber zur Spastizität (Wiesendanger 1972). Vielmehr sind die Läsionen der kortikoretikulären und retikulospinalen Bahnen für die Spastizität verantwortlich. Spastizität ist an den physiologischen Streckmuskeln, also den Beugern an den Armen und den Streckern an den Beinen, stärker ausgeprägt als an den physiologischen Beugern.

Für den Widerstand gegenüber passiven Bewegungen sind die gesteigerten tonischen, zentral ungehemmten Reflexe ausschlaggebend. Man hat lange Zeit für die Bewegungsstörungen des Hemiplegikers hauptsächlich die Hyperreflexie verantwortlich gemacht und versucht, sie durch physiotherapeutische Maßnahmen und mit Medikamenten zu bekämpfen. Die Erfolge waren aber im ganzen enttäuschend, so daß man gezwungen war, die Ursachen der Bewegungsstörungen und der Hyperreflexie exakter zu untersuchen. Experimentelle und klinische Untersuchungen haben viele der herkömmlichen Vorstellungen erschüttert.

So ließen sich viele Hypothesen, beispielsweise eine Überaktivität der γ- oder α-Motoneuronen, eine gestörte Renshaw-Hemmung, eine veränderte zentrale Programmierung mit ungenügender reziproker Hemmung, ein Aussprossen der Afferenzen an den leeren Plätzen der α-Motoneuronen usw., im Tierexperiment und am Menschen mit der Mikroelektroneurographie und Reflexuntersuchungen nicht aufrechterhalten. Vor allem aber war schwer zu erklären, weshalb die Spastizität im Gegensatz zu den Eigenreflexen spät einsetzt.

Neue Erkenntnisse erbrachten exakte Untersuchungen an Patienten mit mäßiger Spastizität und leichter Parese beim Geh- und Stehakt und bei aktiven und passiven Bewegungen im Ellbogen sowie die EMG-Ableitung der Agonisten und Antagonisten unter Registrierung von Winkeländerungen (Landau 1980, Rosenfalck et al. 1980, Dietz et al. 1981, 1990 und 1993). Die Autoren zeigten, daß sich das Innervationsmuster der Agonisten und Antagonisten bei aktiven und passiven Bewegungen ganz verschieden verhielt. Bei passiven Bewegungen zeigte sich ein Übermaß an Innervation, offenbar infolge gestörter zentraler Hemmung. Bei aktiven Bewegungen zeigte sich dagegen, daß der monosynaptische Reflex verstärkt, die polysynaptischen Reflexe aber herabgesetzt sind. Es sind aber gerade die polysynaptischen Reflexe, welche zum Beispiel für die Aufrechterhaltung des Körpergewichtes bei Störeinflüssen verantwortlich sind. Beim Stehen unter gleichmäßiger Belastung beider Füße war die EMG-Aktivität in den Wadenmuskeln etwa seitengleich. Bei Störeinflüssen nahm aber nur die Aktivität in der gesunden Wade zu. In der Schwungphase kam es zu einer kräftigen Innervation des Tibialis anterior, jedoch ohne Bewegungseffekt und ohne Mitinnervation der Wadenmuskeln. Bei aktiven Bewegungen im Ellbogen war besonders deutlich ersichtlich, daß die polysynaptischen Reflexe vermindert waren.

Es stellte sich deshalb die Frage, wie der Körper bei Störeinflüssen das Gewicht auf dem spastischen Bein trägt. Eine Reihe von Autoren macht dafür Strukturveränderungen der Muskeln verantwortlich (Dietz et al. 1981, Dietz 1990, Hufschmidt und Mauritz 1985, Dietz et al. 1993). Für diese Annahme sprechen folgende Befunde: Die Spannung der Achillessehne ist erhöht, die Spannungskurve und die Zuckungen der Wadenmuskeln sind verlangsamt, und man findet histologische Veränderungen an den Muskeln. Sie bestehen zunächst in einer selektiven Typ-II-Atrophie (weiße rasche Muskelfasern), später in einer Typ-I-Dominanz und in Veränderungen an den Muskelfasern selbst, die an eine neurogene Atrophie erinnern. Man müßte somit eine transsynaptische Degeneration der Muskeln bei Ausfall der retikulospinalen Bahnen annehmen (Dietz 1990). Die Spastizität besteht nach diesen Befunden in einer ungenügenden Modulation der Interneurone und Vorderhornzellen infolge Läsion der absteigenden Bahnen und in einer kompensatorischen Veränderung der spastischen Muskeln. Die ungenügende Modulation zeigt sich in überschießenden Reflexen bei passiven Bewegungen und in einer ungenügenden Innervation bei aktiven Bewegungen.

Wenn die wichtigen polysynaptischen Reflexe vermindert sind, scheint eine medikamentöse Verminderung dieser Reflexe sinnlos zu sein, jedenfalls bei etablierten spastischen Paresen zerebralen Ursprungs. Man könnte sich fragen, ob diese Mittel im Frühstadium während der Entwicklung der Spastizität nützlich sein könnten. Anders verhält es sich dabei wahrscheinlich mit der Spastizität spinalen Ursprungs, bei Rückenmarksverletzungen und multipler Sklerose usw. Bei Querschnittsläsionen sind die Extremitäten zunächst vollständig schlaff. Später kommen die Eigenreflexe zurück und schließlich auch spastische Zeichen. Es kann sich dabei um schmerzhafte Beugespasmen und störende Streckspasmen handeln, bei welchen Antispastika, per os oder topisch zugeführt, Erleichterung bringen. Es besteht auch die Hoffnung, daß man bei diesen Patienten durch Lokomotionstraining, u.a. mit gestaffelter elektrischer Stimulation der Beinmuskeln, und, wenn sich die Tierversuche bestätigen, durch intradurale Applikation von noradrenergen Substanzen, z.B. Clonidin und L-Dopa, die Rehabilitationsmöglichkeiten verbessert. Verschiedene experimentelle Substanzen sind in der Prüfung (Dimitrijevic 1995).

Spastizität ist die Folge von Läsionen der absteigenden Bahnen vom retikulären System des Hirnstammes zu den Zwischenneuronen. Dabei bleiben die reziproke Innervation und die automatische Programmierung erhalten. Es besteht aber eine ungenügende zentrale Modulation mit überschießenden Reflexen bei passiven Bewegungen und abgeschwächten polysynaptischen Reflexen bei aktiven Bewegungen. Vieles spricht dafür, daß Strukturveränderungen spastischer Muskeln eine wesentliche Rolle spielen.

Rigor

Der Rigor ist zusammen mit Hypo- oder Akinese und Tremor ein Hauptsymptom der Parkinson-Krankheit. Im Gegensatz zur Spastizität herrscht in den rigiden Muskeln außer im Schlafzustand nie völlige Ruhe, was man durch Palpation und mit dem EMG nachweisen kann (Dietz et al. 1981). Bei passiven Bewegungen des Handgelenkes oder des Ellbogens fühlt man einen wächsernen Widerstand, der in der Regel als Zahnrad imponiert. Er ist sowohl an den proximalen und den distalen Muskeln, an den Beugern und Streckern vorhanden und unabhängig von der Stellung. Passives Beugen und Strecken löst den Rigor unabhängig von der Geschwindigkeit und der Amplitude der Bewegung aus. Seit Buchthal und Fernandez-Ballesteras (1965) weiß man, daß beim Parkinson-Syndrom neben der Muskelkontraktion auf Verlängerung auch eine solche auf Verkürzung erfolgt. Bei passiven Bewegungen kontrahiert sich nicht nur der gedehnte, sondern mit einer zeitlichen Verzögerung auch der verkürzte Muskel („lengthening and shortening reaction"). Häufig ist ein Rigor der Nackenmuskulatur, was sich besonders eindrücklich demonstrieren läßt: Der angehobene Kopf sinkt nur langsam auf das Kissen zurück.

Wenn der Rigor im Frühstadium der Krankheit gering oder fraglich ist, kann man ihn verstärken, indem man die andere Extremität gegenläufige Bewegungen ausführen läßt. – Wenn man den Unterschenkel pendeln läßt, sinkt das Bein nur langsam ab und bleibt dann stehen.

Die Eigenreflexe sind beim unkomplizierten Parkinson-Syndrom nicht verstärkt sondern variabel. Je nach dem momentanen Kontraktionszustand des Muskels fällt der Reflex schwächer oder stärker aus (Varioreflexie). Pyramidenzeichen fehlen in unkomplizierten Fällen. Die reziproke Hemmung ist nach Dietz et al. (1981) im allgemeinen nicht gestört, und Koaktivierungen von Antagonisten nur selten zu beobachten. Die aktiven Bewegungen erfolgen verzögert und verlangsamt, ohne Schwungkraft und mit geringer Amplitude, zum Beispiel mit kleinschrittigem schlurfendem Gang oder beim Schreiben in Mikrographie.

Die allgemeine Verminderung und Verlangsamung der motorischen Aktivität (Akinese und Bradykinese) und ein typischer Ruhetremor um 5/s vervollständigen das klinische Bild. Es ist bekannt, daß dem Parkinson-Syndrom ein Dopamin-Mangelsyndrom infolge Untergangs der Pars compacta der Substantia nigra zugrunde liegt. Nach den Erfahrungen mit der synthetisch hergestellten Droge NPTP kann ein vollständig ausgebildetes Parkinson-Syndrom innerhalb Tagen oder Wochen auftreten. Dabei besteht ein selektiver Untergang der Substantia nigra. Dieser muß deshalb für alle motorischen Parkinson-Symptome, insbesondere auch für den Rigor, verantwortlich gemacht werden. Ein Rigor kann sich auch unter Neuroplegika, nach einer Mangan- oder Kohlenmonoxydvergiftung ausbilden. Mit Dopaminvorläufern und Decarboxylasehemmern erreicht man oft eine befriedigende Verminderung des Rigors.

Fazit

Die Spastizität und der Rigor unterscheiden sich grundsätzlich. Der ruhende spastische Muskel ist schlaff und zeigt einen geschwindigkeitsabhängigen erhöhten Widerstand gegenüber passiver Dehnung und abgeschwächte polysynaptische Reflexe bei aktiven Bewegungen. Der Muskel mit Rigor ist außer im Schlaf nie ganz erschlafft, zeigt bei passiven Bewegungen einen wächsernen Widerstand oder ein Zahnradphänomen, unabhängig von der Geschwindigkeit und der Bewegungsrichtung. Die Spastizität ist ein Ersatzphänomen für den Kraftausfall und ist Folge einer gestörten Modulation spinaler Interneurone durch Läsion der kortikoretikulären und retikulospinalen Bahnen. Auch muskuläre Veränderungen spielen dabei eine Rolle.

Literatur

Berger, W., Horstmann, G., Dietz, V.: Tension development and muscle activation in the leg during gait in spastic hemiparesis. Independence of muscle hypertonia and exaggerated stretch reflexes. J. Neurol. Rehab. 9 (1995) 97 – 116.

Buchthal, F., Fernandez-Ballesteras, M. L.: Electromyographic study of the muscles of the upper arm and shoulder during walking in patients with Parkinson's disease Brain 88 (1965) 875.

Dietz, V., Quintern, J., Berger, W.: Electrophysiological studies of spasticity and rigidity. Evidence that altered mechanical properties of muscle contribute to hypertonia. Brain 104 (1981) 431 – 499.

Dietz, V., Ibrahim, J. K., Trippel, M., Berger, W.: Spastic paresis: Reflex activity and muscle tone in elbow muscles during passive and active motor tasks. In Thilmann et al. (Ed.): Spasticity: Mechanisms and Management (Springer: Berlin 1993).

Dietz, V.: Spastik: Therapie der gesteigerten Reflexe oder der Bewegungsstörungen? Nervenarzt 61 (1990) 581 – 586.

Dimitrijevic, M. R.: Evaluation and treatment of spasticity. J. Neurol. Rehab. 9 (1995) 97 – 110.

Evarts, E. V., Teräväinen, H., Calne, D. B.: Reaction time in Parkinson's disease. Brain 104 (1981) 167 – 186.

Hufschmidt, A., Mauritz, K. H.: Chronic transformation of muscle in spasticity: a peripheral contribution to increased muscle tone. J. Neurol. Neurosurg. Psychiat. 48 (1985) 675 – 685.

Ibrahim, I. K., Berger, W., Trippel, M., Dietz, V.: Stretch-induced electromyographic activity and torque in spastic elbow muscles. Brain 116 (1993) 971 – 989.

Lance, J. W.: Pathophysiology of spasticity and clinical experience with baclofen. In Feldmann, R. G., Young, R. R., Koella, W. P. (Ed.): Spasticity: Disordered Motor Control (Year Book Med. Publ.: Chicago 1980) 185 – 203.

Landau, W. M.: Spasticity: What is it? What is it not? In Feldmann, R. G., Young, R. R., Koella, W. P. (Ed.): Spasticity: Disordered Motor Control (Year Book Med. Publ.: Chicago 1980) 17 – 24.

Rosenfalck, A., Andreassen, S.: Impaired regulation of force and firing of single motor units in patients with spasticity. J. Neurol. Neurosurg. Psychiat. 43 (1980) 907 – 916.

Wiesendanger, M.: Pathophysiology of Muscle Tone (Springer: Berlin 1972).

Muskelverspannungen aus Sicht der Zahnmedizin

George Graber

Muskelverspannungen und Tendomyopathien im Kiefer-Gesichtsbereich sind in der Zahnmedizin ein häufig anzutreffendes Krankheitsbild. Sie wurden vor über 50 Jahren erstmals als sogenanntes Costen-Syndrom beschrieben. Der amerikanische Otologe J. B. Costen machte die Beobachtung, daß bei manchen Patienten Schmerzen in der Ohr-Schläfengegend, im Bereich des Untergesichts sowie in der Hals-Schulterregion in Verbindung mit einer gestörten Okklusion der Zahnreihen auftraten (Abb. 24). Dieselben Symptome fand er auch bei Zahnverlust im Seitenzahngebiet und mangelnder Abstützung zwischen den Kiefern. Er deutete die Genese der Schmerzen als mechanische Irritation der in der Kiefergelenksregion verlaufenden Nervenäste (N. auriculotemporalis, Nn. petrosi superficiales, Chorda tympani etc.) durch fehlpositionierte Kondylen; eine Interpretation, die heute nicht mehr aufrechterhalten werden kann.

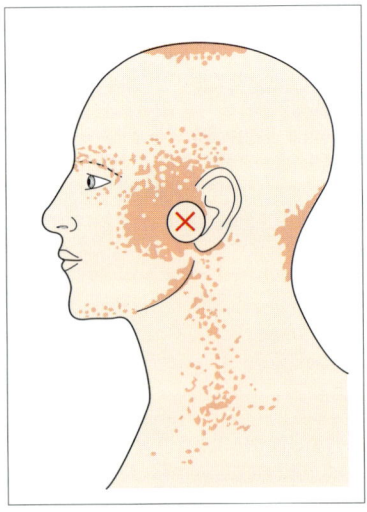

Abb. **24** Befallsmuster des tendomyotischen Syndroms im Kiefer-Gesichts- und Hals-Bereich. Das Kiefergelenk (x) stellt oft einen Triggerpunkt dar (nach Graber 1991).

Nach der modernen, durch viele wissenschaftliche Arbeiten erhärteten Ansicht, handelt es sich beim zur Diskussion stehenden Symptomenkomplex um Folgen muskulärer, artikulärer und okklusaler Fehlfunktionen. Aus diesem Grunde wird die Krankheit heutzutage kraniomandibuläres Dysfunktionssyndrom („cranio-mandibular disorders") oder dysfunktionsbedingte Erkrankung im somatognathen System genannt (Geissler 1985, Graber 1991, 1995, Keller 1985).

Eine zumeist ausschlaggebende Rolle in der Ätiopathogenese der Erkrankung spielt der sogenannte Bruxismus. Bruxismus, auch okklusale Parafunktionen genannt, bedeutet Knirschen und Pressen mit den Zahnreihen zu nichtfunktionellen Zwecken. Beim echten Bruxismus kommen Kräfte bis zu 400 Newton mit einer zeitlichen Einwirkung bis zu einer Stunde zur Auswirkung. Dieser echte Bruxismus ist von der in physiologischen Grenzen verlaufenden Bruxomanie abzugrenzen. Jedermann knirscht von Zeit zu Zeit in Phasen von Streß, Schmerz, Wut oder körperlicher Anstrengung mit den Zähnen.

Beim normalen Kauen betragen die auf die Zahnreihen einwirkenden Kräfte, je nach Konsistenz der Nahrung, im Schnitt zwischen 10 und 40 Newton. Die Zeitdauer der Zahnkontakte wird mit etwa 0,1 bis 0,5 Sekunden angegeben.

Die durch okklusale Parafunktionen entstehenden, kräftemäßig übersteigerten Langzeitbelastungen stellen ein außerordentlich hohes traumatisches Potential für die Gewebe des Kausystems dar. Es sind dies vor allem die Muskulatur, die Kiefergelenke und die Zahnreihen. So können bei der Inspektion der Zahnreihen im Bereiche von Einzelzähnen oder Zahngruppen Defekte wie auch Schliffacetten festgestellt werden (Abb. **25 – 27**).

Hyperaktivitäten der Kaumuskulatur sowie der akzessorischen Muskulatur des Schädel-Gesichts-Bereiches stellen dabei die pathogenetischen Mechanismen dar. Als Ursache muskulärer Hyperfunktionen kommen unter anderem Streß, orthopädische Probleme, Körperfehlhaltungen sowie echte psychische Erkrankungen in Frage (Csernay et al. 1984, Geissler 1985, Graber 1980, 1983, 1985, 1991, Jäger et al. 1987, Speculand und Goss 1985). Sind bei vorgespannter Muskulatur zusätzlich okklusale Störungen vorhanden, so können diese Knirsch- und Preßphänomene im Sinne des Bruxismus auslösen (Graber 1985, 1995, Heggendorn et al. 1995). Die bei diesen parafunktionellen okklusalen Aktivitäten auftretende isometrische Muskelarbeit führt zu Muskelverspannungen und Tendomyopathien im Kopf-Hals-Schulterbereich. Im weiteren stellen sich Überlastungen und Fehlbelastungen in den Kiefergelenken ein, die Gelenksaffektionen bewirken (Abb. **28, 29**). Dysfunktionen in den Gelenken, wie Gelenkknacken, Diskopathien sowie deformierende

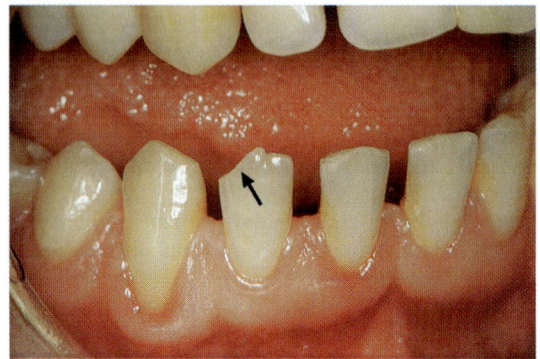

Abb. **25**
a Defekt an lateralem Schneidezahn des Unterkiefers (s. Pfeil) in Folge von Bruxismus. Okklusale Störungen im Bereiche der Prämoralen und Streß waren die auslösenden Faktoren.

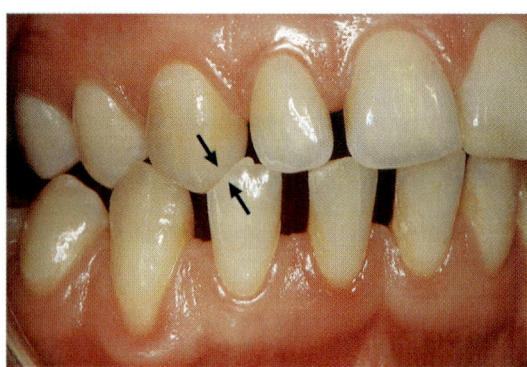

b Parafunktionelle Position der Kiefer. Der rechte Eckzahn des Oberkiefers paßt genau in den Defekt des Schneidezahnes (s. Pfeile).

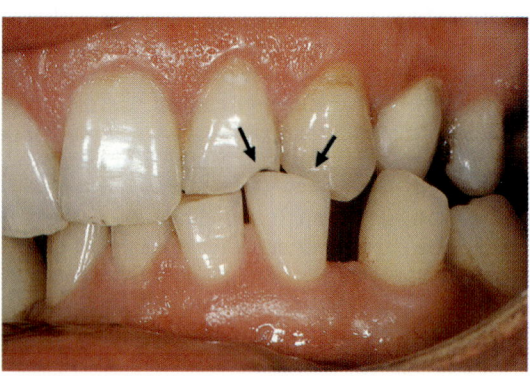

Abb. **26** Rein streßinduzierter Bruxismus. Man beachte den starken Defekt am lateralen Schneidezahn des Oberkiefers sowie die Stellung des antagonistischen Eckzahnes (s. Pfeile).

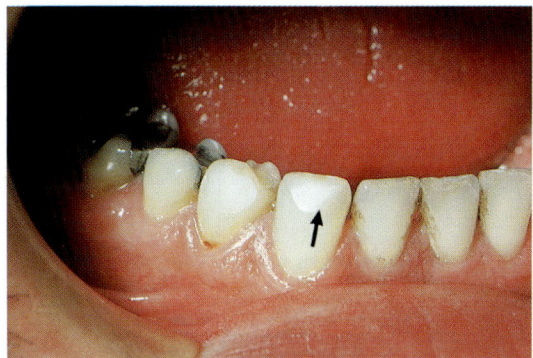

Abb. **27** Durch Parafunktion entstandene Schlifffacetten am Eckzahn und Prämolar des Unterkiefers (s. Pfeil).

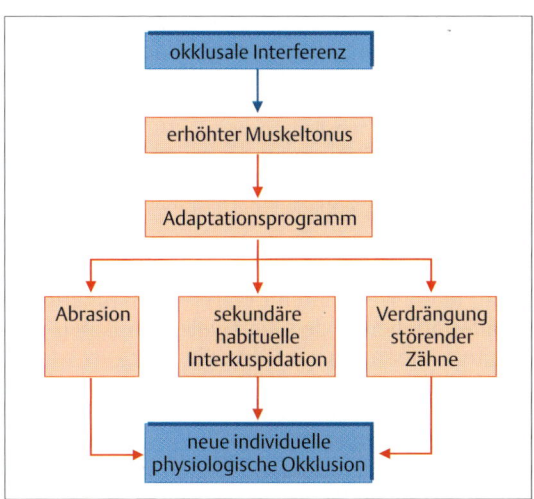

Abb. **28** Okklusale Interferenzen bewirken einen sofortigen Muskelhypertonus. Aufgrund dieser Hypertonizität erfolgt eine Adaptation über Abrieb störender Zahnflächen, eine Verdrängung störender Zähne durch reversibles okklusales Trauma und durch sogenannte Vermeidungsmechanismen. Eine neue physiologische Okklusion ist die Folge. Die bei Abrasion wie auch bei den Verdrängungseffekten auftretenden isometrischen Muskelfunktionen verlaufen dabei innerhalb des nozizeptiven Feedbacks der Muskulatur. Diese wird also nicht geschädigt (nach Graber 1985).

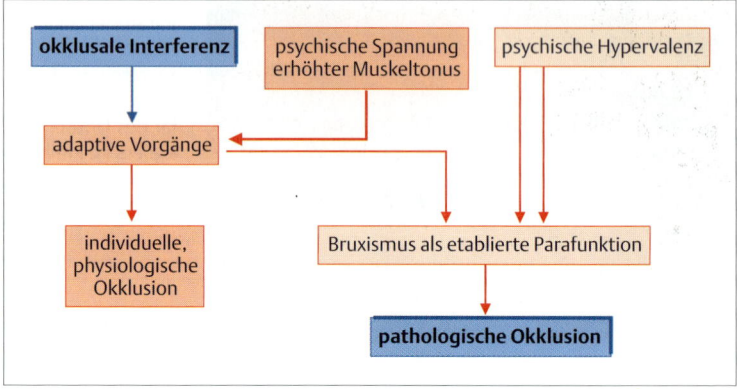

Abb. **29**　Kommt zu dem für die Adaptation okklusaler Störungen notwendigen „primären" Muskelhypertonus eine „sekundäre" Hypertonizität hinzu, so etablieren sich die ursprünglich adaptiven Aktivitäten als echte okklusale Parafunktionen. In vielen Fällen stellt Streß den Hauptgrund sekundärer Hypertonizitäten dar. Im Falle von psychischen Hypervalenzen, wie sie z. B. eine pathologische Affektverarbeitung darstellt, kann Bruxismus direkt und ohne okklusale Primärfaktoren entstehen. Der affektive Streß mit seinem generalisierten Muskelhypertonus wird über die Zahnreihen entladen (nach Graber 1985).

Arthropathien finden auf diese Weise ihren Ursprung. Fehlfunktionen und pathologische Manifestationen in den Kiefergelenken haben proprioceptive und nozizeptive Afferenzen zur Folge, die ihrerseits wieder zu einer Erhöhung der Muskeltonizität und -aktivität führen. Ein Circulus vitiosus entsteht (Graber 1995, Keller 1985).

Bruxismus kann aber auch zustande kommen, ohne daß okklusale Interferenzen auslösend wirken. Die orofaziale Region ist phylogenetisch gesehen eng verbunden mit der Verarbeitung von Emotionen, also mit dem Phänomen Streß. Drohgebärden, wie Zähnefletschen bei Wut und Aggression, Zähnepressen bei Schmerz und Leid etc., treten dabei oft auf. So werden z. B. bei Patienten, die Dauerstreßsituationen ausgesetzt sind, sehr oft okklusale Parafunktionen, vor allem in anterioren Gebißabschnitten oder zentrisches Pressen der Zahnreihen beobachtet (Graber 1980, 1985, 1991, 1995, Heggendorn et al. 1995, Schulte 1993).

Muskelverspannungen im Kausystem können auch aufgrund echter psychischer Erkrankungen entstehen. So kann man des öfteren bei Patienten mit endogenen Depressionen oder Neurosen Tendomyopathien in der Muskulatur des Kiefer-Gesichts-Bereiches finden. Dabei spielt die orofaziale Region wahrscheinlich eine Rolle als Signalorgan einer inneren Not (Csernay et al. 1984, Graber 1983, 1995, Pöldinger 1986, Speculand und Gross 1985). Tendomyosen im Kiefer-Gesichts-Bereich haben die Tendenz, sich als deszendierende Kettentendomyosen in die Region des Schultergürtels und des Körperstammes auszubreiten. Es können aber auch aszendierende Kettentendomyosen aus einer erkrankten oder fehlbelasteten Wirbelsäule im Kausystem ihren Niederschlag finden, wie dies etwa beim Zervikalsyndrom der Fall ist.

Abschließend kann gesagt werden, daß die Muskelverspannungen im Kiefer-Gesichts-Bereich nicht isoliert betrachtet werden dürfen. Eine multidisziplinäre Betrachtungsweise und die Kenntnis der Funktion im gesamten Bewegungsapparat sowie der Einbezug der Psyche sind der Schlüssel zur Diagnose und Therapie.

Literatur

Costen, J. B.: A syndrome of ears and sinus symptoms dependent upon disturbed function of the temporo mandibular joint. Ann. Oto-rhino-laryngol. 43 (1934) 1.

Csernay, A., Graber, G., Pfändler, U.: Psychoemotionaler Einfluß auf die Funktion des stomatognathen Systems – eine Studie an Untersuchungsgefangenen. Schweiz. Mschr. Zahnmed. 94 (1984) 274.

Geissler, P. R.: Welche Rolle spielt Streß? Mandibuläres Dysfunktionssyndrom. J. Dent. 13 (1985) 283.

Graber, G.: Psychomotorik und fronto-lateraler Bruxismus. Myofunktionelle Aspekte der Therapie. Dtsch. Zahnärztl. Z. 35 (1980) 592.

Graber, G.: Psychosomatische Faktoren bei Kiefergelenkerkrankungen. Schweiz. Mschr. Zahnheilk. 93 (1983) 880.

Graber, G.: Was leistet die funktionelle Therapie und wo findet sie ihre Grenzen? Dtsch. zahnärztl. Z. 40 (1985) 165.

Graber, G.: Experimentelle Untersuchungen über die ätiologischen Faktoren dysfunktioneller Erkrankungen des Bewegungsapparates am Beispiel des stomatognathen Systems. In Müller, W. (Hrsg.): Generalisierte Tendomyopathie (Fibromyalgie) (Steinkopff: Darmstadt 1991) 221.

Graber, G.: Der Einfluß von Psyche und Streß bei dysfunktionsbedingten Erkrankungen des stomatognathen Systems. In Koeck, B. (Hrsg.): Funktionsstörungen des Kauorgans. Praxis der Zahnheilkunde, Bd. 8 (Urban & Schwarzenberg: München 1995) 49.

Heggendorn, H., Vogt, H. P., Graber, G.: Experimentelle Untersuchungen über die orale Hyperaktivität bei psychischer Belastung, im besonderen bei Aggression. Schweiz. Mschr. Zahnheilk. 89 (1979) 1148.

Jäger, K., Borner, A., Graber, G.: Epidemiologische Untersuchung über die an dysfunktionellen Erkrankungen beteiligten ätiopathogenetischen Faktoren. Schweiz. Mschr. Zahnmed. 97 (1987) 11.

Keller, B.: Das Kiefergelenk aus rheumatologischer Sicht. Med. Diss., Basel 1985.

Pöldinger, W.: Zur Psychosomatik des Schmerzes. Swiss-Med. 8 (1986) 19.

Schulte, W.: Die exzentrische Okklusion (Quintessenz: Berlin 1983).

Speculand, B., Gross, A. N.: Psychological factors in temporomandibular joint dysfunction pain. Int. J. oral Surg. 14 (1985) 131.

Muskelverspannungen aus der Sicht der Psychosomatik

Peter Keel

Pathophysiologische Zusammenhänge

Der Muskeltonus besteht aus dem Grundtonus und der elektrisch aktivierten Muskelkontraktion. Im Oberflächen-EMG läßt sich zeigen, ob noch elektrische Aktivität oder nur die Grundspannung besteht. Auch wenn keine elektrische Aktivität vorhanden ist, läßt sich durch Behandlungstechniken die Grundspannung vermindern (Abb. **30**). Diese Entspannung kann zum Beispiel durch beruhigende Gedanken oder Konzentration auf ein beruhigendes Objekt herbeigeführt werden. Entspannungstechniken führen diese Entspannung mit entsprechenden Suggestivmaßnahmen und einer Konzentration nach innen herbei (siehe Kapitel „Therapie", Abschnitt „Entspannungstechniken"). Umgekehrt führen unangenehme (alarmierende) Gedanken oder Wahrnehmungen zu einem Anstieg des Muskeltonus im Sinne einer „Arousal"-Reaktion. Leichter erkenn- und meßbar sind andere Auswirkungen dieser „ergotropen" Umstimmung, vor allem wenn diese von Angst begleitet ist: Pupillenerweiterung, Anstieg der Herzfrequenz, Steigerung des Blutdrucks, Mundtrockenheit. Der kalte Angstschweiß ist uns allen bekannt, der Angstdurchfall weniger, obwohl die Mundartsprache die Angst als „Schiß" bezeichnet.

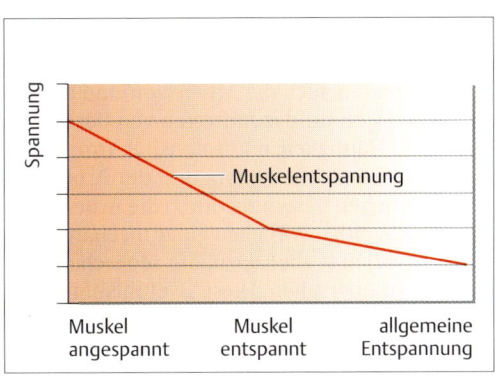

Abb. **30** Muskelentspannung mit EMG feedback und weitere Abnahme bei stummem EMG (viskoelastischer Tonus).

Funktionelle psychosomatische Störungen

Während diese alltäglichen psychosomatischen Korrelationen wegen ihrer Offensichtlichkeit allgemein anerkannt sind, werden die Auswirkungen längerdauernder psychischer Spannungen oft verleugnet. So wird zum Beispiel die anhaltende Obstipation auf einer Ferienreise dem Kostwechsel zugeschoben statt der unbewußten Spannung, welche die Darmmotilität hemmt, obwohl sich diese und somit die Verstopfung bei der sicheren Ankunft zu Hause sofort lösen, lange bevor die vertraute Ernährung wirksam werden könnte. Offenbar wollen die Betroffenen nicht wahrhaben, daß das „Reisefieber", welches ihnen in der Nacht vor der Reise vielleicht den Schlaf gestört hat, mit der Abreise zwar abgenommen hat, eine gewisse Dauerspannung aber weiter besteht. Ähnlich werden auch die Effekte psychischer Anspannung auf die Skelettmuskulatur vielfach ignoriert und statt dessen somatische Ursachen für die Schmerzen gesucht. Eine Überreagibilität der Rückenmuskulatur in belastenden Situationen wurde in vergleichenden EMG-Studien nachgewiesen (Flor et al. 1992).

Rolle von psychischen Abwehrmechanismen

Da sich physische und psychische Spannung nicht trennen lassen, werden Menschen, die Mühe haben, ihre Gefühle (ängstliche Verspannung während einer Ferienreise im obigen Beispiel) wahrzunehmen („Alexithymie"), meist leicht eine somatische Erklärung finden (Kostwechsel im obigen Beispiel). Oft geht ein psychischer Streßzustand auch mit einer muskulären Dauerbelastung einher, z.B. wenn die Belastung mit längerdauerndem Arbeiten in einer bestimmten Körperposition verbunden ist. Gut erforscht sind solche Zusammenhänge bei Schulter-Nacken-Beschwerden (Maeda 1977), z.B. bei Datatypistinnen. Neben der physischen Belastung durch die repetitiven Fingerbewegungen und die statische Haltung der Arme, waren auch die Arbeitszeit und das Arbeitsklima sowie der psychische Streß für das Auftreten von Beschwerden mitverantwortlich. Auch die Häufigkeit und Intensität von Kreuzschmerzen hängt mehr vom Streß am Arbeitsplatz und der Arbeitszufriedenheit ab als von der körperlichen Belastung durch die Arbeit (Molo-Bettelini et al. 1996). Das gleichzeitige Vorliegen einer mechanischen Überbelastung der Muskulatur verleitet aber dazu, die seelische Spannung, die sich darin ausdrückt, zu übersehen. Diese „Gefühlsblindheit" zählt zu den bedeutenden Faktoren, die für psychosomatische Störungen verantwortlich sind (Hartmann 1995). Da auch schwache Möglichkeiten der Streßbewältigung und eine Tendenz zu Selbstüberforderung

Tab. **8** Typische Persönlichkeitsmerkmale von Patienten mit psychosomatischen Störungen

Konfliktleugnung	keine anderen Probleme außer Körpersymptomen
Alexithymie	Unfähigkeit v. a. unangenehme Gefühle wahrzunehmen
Perfektionismus	Zwang immer allen alles recht zu machen
Angst vor Abhängigkeit	forcierte Selbständigkeit/Überlegenheit
Unfähigkeit zu genießen	Arbeitssucht, keine Erholung, keine Freizeit

dazu gehören (Tab. **8**), ist leicht verständlich, daß diese Merkmale zu unerkannten Dauerbelastungen und somit anhaltenden Muskelverspannungen führen können. Letztlich ist es die Angst, die gesetzten, scheinbar lebenswichtigen Ziele nicht zu erreichen, die alarmiert und zur Anspannung führt. Denn die erwähnten hohen Ziele („immer allen alles recht machen", „dem Frieden zuliebe schweigen") dienen der Abwehr von teilweise unbewußten Ängsten vor Ablehnung oder Bestrafung im Falle der Nichterfüllung dieser Erwartungen. Hinter diesen unrealistischen Befürchtungen stecken in der Regel prägende Kindheitserfahrungen (Näheres in Keel 1995).

Weg zum chronischen Leiden

Gönnt ein Betroffener seinen gestreßten Muskeln die nötige Lockerung und Entspannung, so kommt dies unbemerkt auch seinen „Nerven" zugute, vorausgesetzt, die belastende Situation sei effektiv vorbei. Andernfalls kann ein gefährlicher Teufelskreis (Abb. **31**) seinen Anfang nehmen: der Beginn einer persistierenden funktionellen Störung (z. B. persistierende Schulter-Nacken-Beschwerden oder lumbale Rückenschmerzen). Verspannte Nackenmuskeln können auch zu Spannungskopfschmerzen und so zur Quelle zusätzlicher Beunruhigung werden. Persistierende Rückenschmerzen können selbst zur Belastung werden, indem sie Ängste vor einem gefährlichen, belastungsbedingten Rücken- respektive Bandscheibenschaden provozieren. Das daraus resultierende Schonungsverhalten kann im Gegenteil die Schmerzen verstärken, weil der rasch einsetzende Konditionsverlust die Schmerzanfälligkeit erhöht (Dwyer 1987).

Wer aber in der Lage ist, die Botschaft des Körpers, sei es als Verstopfung, sei es als Rückenschmerz, wahrzunehmen und darauf einzugehen, dem können solche psychosomatischen Reaktionen zu hilfreichen Weg-

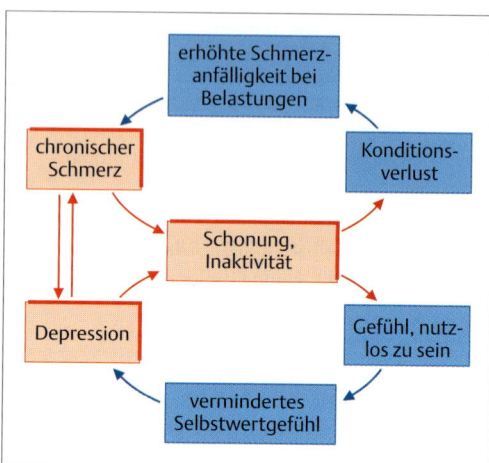

Abb. **31** Rückenschmerzen: Teufelskreise von Schmerz, Schonung und Depression.

weisern werden. Die Beschwerden weisen auf die nicht wahrgenommene Belastungssituation (Dauerstreß) hin, welche durch direkte und/oder indirekte Maßnahmen abgebaut werden sollte. Direkte Maßnahmen wären solche, die den Streß verringern (Streßbewältigung), indirekte zielen nur auf einen Abbau der muskulären und innerpsychischen Spannung durch entsprechende Entspannungstechniken.

Literatur

Dwyer, A. P.: Backache and its prevention. Clin. Orthop. rel. Res. 222 (1987) 35 – 43.

Flor, H., Schugens, M. M., Birbaumer, N.: Discrimination of muscle tension levels in chronic pain patients and healthy controls. Biofeedback and Self-Regulation 17 (1992) 165 – 177.

Hartmann, S.: Alexithymes Sprachverhalten bei Morbus-Crohn-Kranken. Psychother. Psychosom. med. Psychol. 45 (1995) 176 – 182.

Keel, P. J.: Fibromyalgie: Integratives Krankheits- und Behandlungskonzept bei chronischen Rückenschmerzen (Gustav Fischer: Stuttgart 1995).

Maeda, K.: Occupational cervicobrachial disorder and ist causative factors. J. hum. Ergol. 6 (1977) 193 – 202.

Molo-Bettelini, C., Testa-Mader, A., Clerici, N., et al.: Prävalenz und Chronifizierungsfaktoren von lumbalen Rückenschmerzen: Die Bedeutung von psychosozialen und beruflichen Einflüssen. In Keel, P., Perini, C., Schütz-Petitjean, D. (Ed.): Chronifizierung von Rückenschmerzen: Hintergründe, Auswege (Eular: Basel 1996).

Interdisziplinäre Aspekte

Heinrich E. Kaeser und Thierry M. Ettlin

Muskelverspannungen und Muskelschmerzen sind Probleme, die jeden Arzt angehen. Fachärzte sehen den Patienten, jeder auf seine eigene Weise. Sie sind auf bestimmte Befunde, Probleme und Diagnosen ausgerichtet. Keinem der Fachärzte ist es möglich, den ganzen Menschen (trotz der vielbeschworenen ganzheitlichen Medizin) zu erfassen. Am ehesten sind dazu wohl breit ausgebildete praktische Ärzte fähig. Nur der Rheumatologe und Physikalische Mediziner legen besonderen Wert auf die verspannten Muskeln, auf „tender" und „trigger points" und muskulären Hartspann. Die Tonusveränderungen, wie dieses Buch aber vermitteln soll, sind Muskelverspannungen von vielfältiger Art und Ursprung. Zum Teil sind sie durch Veränderungen im Muskel selbst oder als Reaktionen auf andere Organe aufzufassen, zum Teil sind sie Ausdruck einer Überaktivität der α-Motoneuronen als Folge von Läsionen im ZNS.

Jeder Arzt sollte den Schmerzpatienten gezielt nach Verspannungen, Tender- und Triggerpoints untersuchen als Zusatz zu seinen eigenen fachspezifischen Abklärungen. Sein Kontakt mit Kollegen anderer Fachdisziplinen sollte so gut sein, daß er weiß, welcher Fachkollege hier weiterhelfen kann und über welche zusätzlichen Möglichkeiten er verfügt, um die Diagnose weiter abzuklären und zu erhärten. Nicht nur der somatisch orientierte Facharzt ist also hier gefragt, sondern auch in großem Maße der Psychosomatiker, welcher die aktuelle Lebenssituation, die vergangenen Lebensumstände und psychischen Traumen aufzuklären versucht. Er selber untersucht den Patienten im allgemeinen aber nicht somatisch und ist deshalb auf die Befunde somatisch orientierter Fachkollegen angewiesen. Ungeklärte Muskelverspannungen und Muskelschmerzen verlangen oft die Abklärung durch einen Rheumatologen und Physikalischen Mediziner, andererseits kann es sich bei den Muskelverspannungen um einen Nebenbefund handeln, der die eigentliche Ursache der Schmerzen überdeckt. Jeder Allgemein- oder Facharzt sollte auch die Labormethoden, die den anderen Fachärzten zur Verfügung stehen, in den Grundlagen kennen. Er kann dann besser entscheiden, ob eine Zuweisung an dieses Labor sinnvoll oder zwecklos ist.

Das verlangt, daß der Facharzt aus seiner relativen Isolation heraustritt und, wenn nötig, den Patienten an einen Kollegen überweist, der in bestimmten Fällen mehr weiß. Oft ist die Abklärung und sinnvolle Behandlung von Muskelverspannungen und Muskelschmerzen nur in der Teamarbeit möglich.

Von großer Bedeutung ist auch die enge Zusammenarbeit zwischen dem Kliniker und dem Grundlagenforscher oder forschenden Kollegen. Dieser kann manche offene Fragen des Klinikers beantworten, die pathophysiologischen Einsichten verbessern und immer wieder repetierte, irrtümliche Hypothesen korrigieren, zum Beispiel wie im Kapitel „Pathophysiologie der Muskelverspannungen" ausgeführt, die so beliebte Schmerz-Spannung-Schmerz-Hypothese. Es ist ein Beispiel dafür, wie alteingesessene Annahmen durch Forschertätigkeit korrigiert werden müssen. Ohne Forschung bleibt die Klinik stehen, und falsche Thesen unangefochten. Die Klinik aber liefert dem Forscher die relevanten Fragestellungen. Gerade bei der Abklärung von Muskelverspannungen und -schmerzen kann der Forscher viel zum Verständnis der Pathophysiologie und einer sinnvollen Therapie beitragen.

Muskelrelaxanzien und Antispastika

Anne Eckert und Walter E. Müller

Zentral wirksame Muskelrelaxanzien senken die Aktivierbarkeit der Skelettmuskulatur und werden zur Behandlung krankhafter Tonuserhöhungen eingesetzt. Im Gegensatz zu den peripheren Muskelrelaxanzien, die ihren Angriffsort an der motorischen Endplatte haben, wirken sie an den Synapsen des ZNS in den für den Muskeltonus verantwortlichen Zentren. Pathophysiologisch besteht ein Unterschied darin, ob

— eine muskuläre Daueranspannung bei intaktem zentralen und peripheren Nervensystem aufgrund erregender Einflüsse aus der Peripherie z.B. bei entzündlich-rheumatischen Prozessen (schmerzreflektorische Wirkung) besteht oder
— eine Spastik infolge Schädigung bestimmter Hirnregionen oder Bahnsysteme und Änderung der supraspinalen Kontrolle des Muskeltonus vorliegt.

Pharmakologisch differenziert man daher zwischen myotonolytisch und antispastisch wirkenden Pharmaka – auch wenn im klinischen Alltag dieser Unterschied weniger relevant ist, da ein und dasselbe Medikament häufig Wirkung bei beiden Krankheitszuständen entfaltet.

Charakteristisch für die zentralen Muskelrelaxanzien ist vor allen Dingen die Dämpfung polysynaptischer Reflexe, die auf der Verminderung der Aktivität in den segmentalspinalen und in den deszendierenden Bahnen aus supraspinalen Zentren beruht. Die Wirkmechanismen der einzelnen Substanzen sind verschieden. Während das Lidocainanalogon Tolperison nervenmembranstabilisierende Eigenschaften hat, wirken die meisten zentralen Muskelrelaxanzien über Bindungsaktivitäten an verschiedenen Neurotransmitterrezeptoren. Dabei sind die Wirkmechanismen der Benzodiazepinderivate Tetrazepam (z.B. Musaril®) und Diazepam und von Baclofen und Tizanidin (Sirdalud®) am besten untersucht.

Zur Therapie der spastischen Tonuserhöhung werden u.a. Tizanidin, Baclofen, Tetrazepam, Diazepam und Memantin eingesetzt. Andere Substanzen wie z.B. Orphenadrin besitzen keine antispastische Wirkung und werden als Myotonolytika zur Behandlung lokaler (schmerz-)

reflektorischer Muskelverspannungen bei Entzündungen oder degenerativen Wirbelsäulenerkrankungen verwendet. Tetrazepam und Tizanidin werden hier ebenfalls eingesetzt.

Benzodiazepinderivate wie Tetrazepam und Diazepam (Tab. **9**) fördern die GABA(γ-Aminobuttersäure-)vermittelte Hemmung im ZNS. Benzodiazepine greifen allerdings nicht selbst an einen Subtyp des GABA-Rezeptors, dem GABA$_A$-Rezeptor, an, sondern binden an eine spezifische Bindungsstelle, den Benzodiazepinrezeptor an, der über allosterische Mechanismen modulierend auf den GABA$_A$-Rezeptor wirkt. Über eine verlängerte Öffnung von Chloridkanälen verstärken sie somit die inhibitorische Wirkung des Überträgerstoffes GABA auf die prä- und postsynaptische Reizweiterleitung (Bruggencate und Galvan 1984, Müller 1987). Die Benzodiazepinrezeptoren besitzen eine unterschiedliche Verteilungsdichte im ZNS (Müller 1987). Es liegt nahe, anzunehmen, daß für die hauptsächlich spastikmindernden Eigenschaften der Benzodiazepinrezeptoren dem Spinalmark die größte Bedeutung zukommt, da auch andere zentrale Muskelrelaxanzien wie Tizanidin und Baclofen hauptsächlich dort ihre Wirkung entfalten (Young und Delwaide 1981). Bei der antispastischen Aktivität von Tetrazepam und Diazepam ist sowohl ein spinaler Angriffspunkt als auch unabhängig davon ein supraspinaler Angriffspunkt beteiligt.

Unterschiede zwischen Tetrazepam und Diazepam bestehen im Hinblick auf die Ausprägung sedativ-hypnotischer bzw. muskelrelaxierender Eigenschaften, was von Keane et al. (1988) und von Simiand et al. (1989) ausführlich in verschiedenen pharmakologischen Modellen an der Maus untersucht wurde. Hier war bei gleicher muskelrelaxierender Wirkung Tetrazepam weniger stark sedierend wirksam als Diazepam.

Ein weiteres Pharmakon der Gruppe ist das Baclofen. Baclofen ist das razemische β-(p-Chlorphenyl-)Derivat von GABA. Die pharmakologischen und toxikologischen Aktivitäten und somit auch die antispastische Wirksamkeit sind an das R-(−)Enantiomer gebunden. Außer der dämpfenden Wirkung auf mono- und polysynaptische Reflexübertragung wurde tierexperimentell ein antinozizeptiver Effekt beobachtet, der sowohl supraspinal als auch spinal vermittelt wird. Die durch Baclofen induzierte Analgesie wird, da sie durch den kompetitiven Morphinantagonisten Naloxon nicht aufgehoben werden kann, offenbar nicht über Morphinrezeptoren vermittelt. Im Unterschied zur GABA stimuliert Baclofen selektiv GABA$_B$-Rezeptoren, die prä- und postsynaptisch lokalisiert sind. GABA$_B$-Rezeptoren sind nicht wie die GABA$_A$-Rezeptoren mit einem Chloridkanal assoziiert, sondern bewirken über G-Proteine gekoppelt eine Verstärkung des K^+-Ausstromes und eine Hemmung des Ca^{2+}-Einstromes und damit eine Hemmung der neuronalen Aktivi-

Tab. **9** **Zentrale Muskelrelaxanzien**

Substanz	Handels-name	Tagesdosis (mg)	Wirkungsmechanismus/ Bemerkung	Nebenwirkungen
Baclofen	Lioresal	dreimal 5 – 20	$GABA_B$-Rezeptor-Agonist	Sedation, Schwindel, gastrointestinale Störungen
Diazepam	Valium	dreimal 5 – 10	Benzodiazepinderivat, Steigerung der durch GABA vermittelten Hemmung über spezifische Bindungsstelle am $GABA_A$-Rezeptor	Sedation, Schwindel, Koordinationsstörungen
Tetrazepam	Musaril	25 – 50	Benzodiazepinderivat, Steigerung der durch GABA vermittelten Hemmung über spezifische Bindungsstelle am $GABA_A$-Rezeptor	wie Diazepam, aber Sedation geringer
Memantin	Akatinol Memantine	10	NMDA-Rezeptor-Antagonist	Schwindel, Unruhe, Müdigkeit
Carisoprodol	Sanoma	dreimal 350 – 700	Analog des Meprobamat, geringere tranquillisierende bzw. sedierende Wirkung	Sedation, allergische Reaktion
Mephenesin	DoloVisano	drei- bis viermal 500	Hemmung polysynaptischer Reflexe primär auf spinaler Ebene	Sedation, gastrointestinale Störungen
Orphenadrin	Norflex	zwei- bis viermal 100	Anticholinergikum	anticholinerge Nebenwirkungen
Tizanidin	Sirdalud	dreimal 2 – 4	α_2-Rezeptor-Agonist/Hemmung der Freisetzung	Müdigkeit, Hypotonie
Tolperison	Mydocalm	dreimal 50 – 150	membranstabilisierende Eigenschaften (lidocaine-like activity)	Schwindel, Mundtrockenheit, gastrointestinale Störungen, Hypotonie

tät. Neurochemisch kommt es zu einer verminderten Freisetzung der exzitatorischen Neurotransmitter Glutamat und Aspartat. Die durch Baclofen ausgelöste Hemmung monosynaptischer Reflexaktivität – vermittelt über Ia-Fasern, die an α-Motoneuronen enden – wäre somit erklärbar über eine verminderte Freisetzung exzitatorischer Transmitter und reduzierter Aktivität der α-Motoneurone (Young und Delwaide 1981). Die höchste GABA$_B$-Rezeptordichte wird jedoch in der Lamina II der Hinterhörner beobachtet. Dies läßt vermuten, daß der klinische Haupteffekt von Baclofen durch den Einfluß auf die sehr viel komplexeren polysynaptischen Reflexe zustande kommt (Milanov 1992).

Eine Hemmung der Wirkung exzitatorischer Aminosäuren liegt auch dem Mechanismus von Memantin als Glutamat-Rezeptor-Antagonist (NMDA[N-Methyl-D-Aspartat]-Typ) zugrunde (Müller et al. 1993, Ott 1993).

Tizanidin ist ein Imidazolinderivat und mit dem Clonidin strukturverwandt. Die myotonolytische Wirkung kommt vorwiegend durch Beeinflussung polysynaptischer Reflexe zustande. Zusätzlich wurden antikonvulsive, antinozizeptive und analgetische Eigenschaften von Tizanidin nachgewiesen. Aufgrund seiner Strukturverwandtschaft zum Clonidin und Bindungsaffinität zum α_2-Rezeptor besitzt Tizanidin sedative und hypotensive Eigenschaften, die jedoch bei Verabreichung myotonolytischer Dosen nur mild ausgeprägt sind. Es stellt sich die Frage, ob die myotonolytische Aktivität von Tizanidin ausschließlich durch eine Modifikation noradrenerger Mechanismen auf spinaler Ebene erklärbar ist. In vitro wurde eine hohe Affinität von Tizanidin für den α_2-Agonisten auf den Extensor-Reflex am Kaninchen untersucht. Hier hat sich gezeigt, daß die α_2-Agonisten Clonidin, Guanfacin und Xylazin ebenfalls wie Tizanidin myotonolytische Aktivität besitzen (Coward 1994). Clonidin war zweimal so effektiv wie Tizanidin, das wiederum vier- bis sechsmal stärker war als Xylazin und Guanfacin. Dagegen war der α_1-Agonist Prazosin nur sehr schwach aktiv (Coward 1994). Zum Wirkungsmechanismus der Modulation noradrenerger α_2-Rezeptoren konnten einige Befunde zeigen, daß Tizanidin die Freisetzung eines oder mehrerer exzitatorischer Überträgerstoffe (z.B. die K^+-induzierte Freisetzung von Aspartat) hemmt und es somit zu einer Erregbarkeitsminderung der Interneurone kommt.

Bevor man nun zu dem Schluß kommt, daß die Wirkung von Tizanidin auf das motorische System allein durch seine Bindung an α_2-Rezeptoren zustande kommt, sollte berücksichtigt werden, daß Tizanidin ebenfalls eine hohe Affinität zu Imidazol-Rezeptoren besitzt (Coward 1994). Diese kommen auch im ZNS – wenn auch in wesentlich geringerer Anzahl – vor. Die physiologische Rolle dieses Rezeptors im ZNS ist noch nicht bekannt. Eine Beeinflussung der Monoaminoxidase wird diskutiert (Parini et al. 1996). Für den endogenen Liganden Agmantin (decarboxyliertes Arginin) konnte eine Modulation noradrenerger Funktion nachgewiesen werden. Von daher scheint es ebenfalls möglich zu sein, daß der Effekt von Tizanidin auf die noradrenerge Aktivität ein Produkt aus einer Interaktion mit α_2-Rezeptoren plus Imidazolrezeptoren ist (Coward 1994).

An dieser Stelle sei auch kurz das zentral wirksame Nichtopioid-Analgetikum Flupirtin (Trancopal Dolo®) erwähnt, welches neben seiner analgetischen Komponente zusätzlich eine muskelrelaxierende Wirkung besitzt, und daher insbesondere zur Behandlung schmerzhafter Verspannungen geeignet ist. Hierauf wird im Kapitel „Pharmakodynamik und Pharmakokinetik von Analgetika und nichtsteroidalen Antirheumatika" eingegangen.

Literatur

Bruggencate, G. T., Galvan, M.: Wirkungen von Transmitterstoffen und Pharmaka auf subsynaptische und extrasynaptische Ionenkanäle von Nervenzellen. In Conrad, B., Beneke, R., Bauer, H. J. (Hrsg.): Klinische Wertung der Spastizität (Schattauer: Stuttgart 1984) 1 – 16.

Coward, D. M.: Tizanidine: Neuropharmacology und mechanism of action, Neurology 44, Suppl. 9 (1994) 6 – 11.

Keane, P. E., Bachy, A., Morre, M., Biziere, K.: Tetrazepam: A benzodiazepine which dissociates sedation from other benzodiazepine activities. J. Pharmacol. exp. Ther. 245 (1988) 699 – 705.

Milanov, I. G.: Mechanisms of baclofen action on spasticity. Acta neurol. scand. 85 (1992) 305 – 310.

Müller, W. E.: The benzodiazepine receptor, drug acceptor only or a physiologically relevant part of our central nervous system? The Scientific Basis of Psychiatry, Vol. 3 (Cambridge University Press: Cambridge 1987).

Müller, W. E., Mutschler, E., Riederer, P.: Noncompetitive NMDA receptor antagonists with fast open-channel blocking kinetics and strong voltage-dependency as potential therapeutic agents for Alzheimer's dementia. Pharmacopsychiatry 28 (1993) 113 – 124.

Ott, L.: Klinische Beobachtungen und Erfahrungen mit Memantine bei spastischen Bewegungsstörungen. Klinikarzt 12 (1993) 19 – 20.

Parini, A., Moudanos, C. G., Pizzinat, N., Lanier, S. M.: The elusive family of imidazoline binding sites. TIPS 17 (1996) 13 – 16.

Simiand, J., Keane, P. E., Biziere, K., Soubrie, P.: Comparative study in mice of tetrazepam and other centrally active skeletal muscle relaxants. Arch. int. Pharmacodyn. 297 (1989) 272 – 285.

Young, R. R., Delwaide, P. J.: Drug therapy. Spasticity (two parts). New Engl. J. Med. 304 (1981) 28 – 33, 96 – 99.

Pharmakodynamik und Pharmakokinetik von Analgetika und nichtsteroidalen Antirheumatika

Pedrag Spasojevic, André G. Aeschlimann

Die pharmakologisch-therapeutischen Möglichkeiten der Behandlung schmerzhafter Muskelverspannungen sind vielfältig. Sie umfassen verschiedene Präparate, die analgetisch, antiphlogistisch, muskelrelaxierend oder antidepressiv wirken und teilweise lokal eingesetzt werden können.

Unter den verschiedenen Gruppen haben sich heute zur Behandlung von Muskelverspannungen neben Muskelrelaxanzien sowohl Analgetika als auch Antiphlogistika etabliert. In der täglichen Praxis werden diese bei akuten, subakuten und chronischen, schmerzhaften Muskelverspannungen als Folge von Erkrankungen der Wirbelsäule bzw. der achsennahen Gelenke eingesetzt, z.B. im Rahmen von degenerativen oder weichteilrheumatischen Affektionen bzw. posttraumatisch. Nichtsteroidale Antiphlogistika werden zusätzlich bevorzugt bei Muskelverspannungen infolge von entzündlichen Systemaffektionen wie z.B. bei der Spondylitis ankylosans, mit guter Wirkung eingesetzt.

Die pharmakologisch-therapeutische Behandlung sollte stets durch physikalisch-therapeutische Maßnahmen wie Wärmeanwendung, Muskeldehnung bzw. -kräftigung und Haltungsschulung ergänzt werden. Des weiteren spielen präventive Maßnahmen wie das Vermeiden von repetitiven Tätigkeiten in unphysiologischer Haltung, von statischer Haltearbeit, großen Kraftaufwendungen und ungünstigen physikalischen Einflüsse, wie zum Beispiel Vibrationen, eine wichtige Rolle.

Analgetika

Die klinische Erfahrung zeigt, daß bei leicht bis mäßig ausgeprägten Muskelverspannungen peripher wirkende reine Analgetika wirksam sein können. Die Wirkung wird zusätzlich durch die Tatsache unterstützt, daß zum Beispiel akute Rückenschmerzen oft auch spontan in den ersten 2 – 3 Tagen nach Beginn wieder abklingen (Malmivaara et al. 1995) und der effiziente Einsatz dieser Medikation somit den Spontanverlauf günstig unterstützt. Bei stärker ausgeprägten schmerzhaften Muskelverspannungen werden auch zentral wirksame Analgetika wie Opiate oder Opiatderivate eingesetzt. Erfahrungen liegen hierbei vor allem mit Präparaten wie Tramadol vor. Klinisch kontrollierte Studien bezüglich der Wirkung von zentral wirksamen Analgetika bei Muskelverspannungen im Vergleich zu peripher wirkenden Analgetika bzw. nichtsteroidalen Antirheumatika bestehen unseren Kenntnissen nach aber nicht.

Unter den peripher wirkenden reinen Analgetika werden in der täglichen Praxis einerseits Anilinderivate und andererseits Präparate aus der Pyrazolongruppe bei Muskelverspannungen bevorzugt eingesetzt.

Peripher wirkende reine Analgetika

Anilinderivate: Das am häufigsten gebrauchte Anilinderivat ist Paracetamol, das einerseits antipyretisch und analgetisch, jedoch nicht antiphlogistisch wirksam ist. Der Wirkungsmechanismus ist für beide Effekte nicht gänzlich geklärt, wobei man eine Hemmung der Prostaglandinsynthese im Zentralnervensystem (ZNS) als wahrscheinlichsten Wirkungsmechanismus ansieht. Eine weitere Erklärungshypothese besteht darin, daß die phenolische Grundstruktur des Paracetamols reaktive Sauerstoffradikale absorbieren und dadurch deren gewebeschädigende Wirkung verhindern kann. Bei oraler Aufnahme kommt es zu einer über 90%igen Resorption mit nachfolgender Verteilung des Wirkstoffes in allen Kompartimenten. Die Proteinbindung beträgt ca. 10%, wobei der größte Teil (bis zu 98%) der eingenommenen Paracetamoldosis innerhalb von 24 Stunden im Urin ausgeschieden wird, überwiegend in konjugierter Form als Glucuronid und Sulfat. Bei Überdosierung wird Paracetamol nicht nur konjugiert, sondern auch oxidiert. Das instabile N-Acetyl-p-Benzochinonimin kann beim Vorhandensein reaktiver SH-Gruppen (Glutathion) mit diesem reagieren und zu atoxischem Mercapturat konjugiert werden. Bei Überlastung dieses Konjugationssystems kann es zu kovalenten Bindungen des instabilen Zwischenprodukts an zelluläre Makromoleküle (z. B. DNS) und damit zum Zelltod in Leber und Niere kommen. Dies kann auch bei Mangel an reduziertem Glutathion in Erythrozyten wie bei Glucose-6-Phosphatdehydrogenasemangel (seltene Enzymmangelerscheinung in Nord- und Mitteleuropa) eintreten und zur akuten Hämolyse führen.

Pyrazolonderivate: Aus der Gruppe der Pyrazolonderivate werden heute vorwiegend zwei Substanzen eingesetzt, nämlich Metamizol und Propyphenazon, letzteres auch als Kombinationspräparat mit Paracetamol erhältlich. Nach oraler Einnahme von Propyphenazon kommt es zu einer über 90%igen raschen Resorption desselben mit maximaler Plasmakonzentration nach 30 Minuten. Die Plasma-Proteinbindung ist gering (ca. 10%), wobei das Propyphenazon vorwiegend in der Leber metabolisiert und dessen Hauptmetabolit im Harn als N-Desmethyl-Propyphenazon ausgeschieden wird. Die Halbwertszeit beträgt 2 – 3 Stunden. Metamizol ist praktisch ein Prodrug, wobei es sowohl nach oraler Gabe im Gastrointestinaltrakt als auch nach parenteraler Applikation zu 4-Methylaminoantipyrin hydrolisiert wird. Anschließend entstehen verschiedene Metaboliten, u. a. 4-Formylantipyrin und das 4-Aminoantipyrin, welches weiter zu 4-Acetylaminoantipyrin acetyliert wird. Diese Metaboliten werden weitgehend renal ausgeschieden. Bezüglich Halbwertszeit sind die Metaboliten sehr heterogen mit einer maximalen Halbwertszeit des 4-Formylaminoantipyrin von 10 Stunden. Dabei spielt auch eine Rolle, ob der Patient zu den Langsam-Acetylierern oder Schnell-Acetylierern gehört. Als unerwünschte Nebenwirkung aller Pyrazolonderivate kann es zu einer massiven myelodepressiven Wirkung bis hin zur Agranulozytose kommen. Es wurden auch lebensbedrohliche blasenbildende Hautreaktionen im Sinne eines Steven-Johnson-Syndroms oder Lyell-Syndroms beschrieben. Als Wirkmechanismus nimmt man wie beim Paracetamol eine Prostaglandin-Synthesehemmung an, obwohl die Substanzen nicht in einer Dosis appliziert werden, die eine eindeutige Prostaglandin-Synthesehemmung im menschlichen Organismus verursacht. Auch hier ist der eindeutige Wirkmechanismus nicht gänzlich geklärt. Insgesamt haben die Pyrazolonderivate eine höhere analgetische Wirkung als das zuvor beschriebene Paracetamol.

Nichtopioid-Analgetika ohne antiphlogistische, mit muskelrelaxierender Wirkung (NOAM)

Flupirtin ist ein zentral wirksames Nichtopioid-Analgetikum mit zusätzlich muskelrelaxierender Wirkung. Die Bioverfügbarkeit beträgt für die orale Form (Kapseln) 90%, für die rektale Darreichungsform dagegen 70%. Die maximale Wirkung nach oraler Gabe ist nach ca. 30 – 60 Minuten erreicht. Flupirtin wird in der Leber metabolisiert und zu 69% renal ausgeschieden. Die Plasmahalbwertszeit beträgt 7 Stunden für Flupirtin und ca. 10 Stunden für die Summe aus Flupirtin und dem aktiven Metaboliten. Die Plasmaproteinbindung liegt bei 84%.

Für die Vermittlung der analgetischen Wirkkomponente wird die Modulation des absteigenden noradrenergen Systems diskutiert (Szelenyi und Nickel 1987; Nickel et al. 1988). Aber auch der in den letzten Jahren etablierte NMDA-antagonistische Effekt, der die muskelrelaxierende Komponente vermittelt (Schwarz et al. 1994, 1995), trägt wahrscheinlich zu der analgetischen Wirkung dieser Substanz bei.

An der Vermittlung des muskelrelaxierenden Effektes scheinen auch α_2-adrenerge Mechanismen beteiligt zu sein, da in tierexperimentellen Studien der gemischte α_1/α_2-Adrenorezeptoragonist Yohimbin die durch Flupirtin induzierte Hemmung des Flexorreflexes vermindern konnte, während der α_1-Adrenorezeptor-Antagonist Prazosin ohne Einfluß blieb (Schwarz et al. 1995).

Darüber hinaus zeigten Schwarz et al. (1994, 1995), daß Flupirtin über NMDA-antagonistische Mechanismen polysynaptische Reflexe auf Rückenmarksebene hemmt, während monosynaptische Reflexe unbeeinflußt blieben. Diese im Tierexperiment nachgewiesene selektive Hemmung polysynaptischer Reflexe wurde 1995 von Timman et al. am Menschen bestätigt. Da Flupirtin in Bindungsstudien keinerlei Affinität zu den NMDA-Rezeptoren zeigte, muß dieser Effekt durch Intervention mit einem, dem NMDA-Rezeptor nachgeordneten, intrazellulären Mechanismus zustande kommen.

Aufgrund dieses dualen Wirkmechanismus eignet sich Flupirtin insbesondere zur Behandlung nichtentzündlicher, verspannungsassoziierter Schmerzzustände, wie z. B. Rückenschmerzen, die nur in seltenen Fällen entzündlich bedingt sind.

Als Nebenwirkungen treten unter Flupirtin hauptsächlich Müdigkeit und Schwindel auf, weshalb auch empfohlen wird, die initiale Dosis zum Abend hin zu geben.

Unspezifische Magenbeschwerden wie Völlegefühl oder Übelkeit sind ebenfalls beschrieben worden. In seltenen Fällen kann es zu einer Erhöhung der Leberenzymwerte kommen. Als sehr seltene zentralnervöse Nebenwirkungen sind z. B. Schwitzen und Mundtrockenheit zu nennen.

Da Flupirtin nicht über eine Prostaglandinsynthesehemmung wirkt, unterscheidet sich sein Nebenwirkungsprofil maßgeblich von dem der NSAR. So besteht nicht die Gefahr von Magenblutungen, -perforationen oder Ulzera. Auch sind Nierenfunktionsstörungen unter dieser Substanz nicht zu erwarten. Auf der anderen Seite gibt es, obwohl es sich hierbei um ein zentral wirksames Analgetikum handelt, keine Hinweise auf eine Toleranz- oder Abhängigkeitsentwicklung (Hermann et al. 1993).

Nichtsteroidale Antirheumatika

Die nichtsteroidalen Antirheumatika (NSAR) gehören zu den analgetischen Säuren, welche neben einer antipyretischen/analgetischen Wirkung auch eine antiphlogistische Komponente aufweisen. Die praktische Bedeutung dieser Medikamentengruppe ergibt sich aus ihrer Anwendungshäufigkeit: Schätzungen zeigen, daß in der Schweiz pro Jahr etwa 3 Millionen Verschreibungen von NSAR im Wert von rund 60 Millionen Franken gemacht werden. Eine Übersicht und gebräuchliche Einteilung zeigt Tabelle **10**.

In der Regel werden nichtsteroidale Antirheumatika nicht spezifisch gegen die Muskelverspannungen eingesetzt, sondern eher als analgetisch-antiphlogistische Präparate, von denen man hofft, daß sie die auslösenden Faktoren der Muskelverspannungen beeinflussen und somit sekundär die dadurch bedingten Schmerzen günstig beeinflussen. Dies trifft besonders bei den entzündlich-rheumatischen Erkrankungen zu, wie zum Beispiel bei Muskelverspannungen im Rahmen einer Spondylitis ankylosans. Erfahrungsgemäß ist bei dieser Erkrankung die tonische Muskulatur (insbesondere Mm. pectoralis major, levator scapulae, pars descendens trapezii, biceps brachii, scaleni) verkürzt, währenddessen die phasische Muskulatur (Mm. rhomboidei, pars horizontalis et ascendens trapezii, erector spinae thoracalis) abgeschwächt ist. Diese muskuläre Dysbalance führt nebst der Entzündungsaktivität zu den bekannten tendomyotischen Schmerzen. Dieser Regelkreis kann nun mittels nichtsteroidaler Antirheumatika günstig beeinflußt werden. Ebenfalls gut wirksam sind diese Präparate bei akuten bzw. subakuten traumatisch bedingten Muskelverspannungen bzw. Kontrakturen, weswegen sie insbesondere in der Sportmedizin oft erfolgreich eingesetzt werden. Bei eher chronischen, lokalisierten muskulären Verspannungen, wie zum Beispiel im Rahmen einer Epicondylopathia humeri radialis oder einer Supraspinatus-Tendinitis wirken sie ebenfalls, zumindest zu Beginn der Anwendung, günstig auf Schmerz und Funktionsbeeinträchtigung. Die Behandlung sollte mit präventiven Maßnahmen und physikalisch-therapeutischen Behandlungsmethoden kombiniert werden. Beim generalisierten Weichteilrheumatismus, wie zum Beispiel im Rahmen eines Fibromyalgiesyndroms, wirken die nichtsteroidalen Antirheumatika in Schubsituationen, dabei jedoch oft nur vorübergehend.

Wirkungsmechanismen

Seit der Entdeckung der Cyclooxygenasehemmung und der dadurch bedingten Prostaglandinsynthesehemmung als gemeinsamer Wirkungsmechanismus der meisten NSAR sind vielfältige andere Wirkmechanismen bekannt geworden: Lipoxygenasehemmung, lysosomale Enzymfreisetzung, NADPH-Oxidase-Hemmung, Beeinflussung des transmembranösen Ionenflusses, der interzellulären Bindung (Neutrophilen-Aggregation) sowie der Wasserstoffperoxidbildung. Daneben wurde auch bekannt, daß die NSAR u. a. die Interleukin-1-Aktivität fördern. Vor allem in den letzten zwei Jahren wurde nun vermehrt das Forschungsin-

Tab. 10 Chemische Einteilung der nichtsteroidalen Antirheumatika

Salicylsäuren und -ester	Carbonsäuren				Enolsäuren		Sulfoanilide
	Essigsäuren		Propion-säuren	Fenamin-säuren	Pyrazolone	Oxicame	Methansulfo-anilide
	Phenylessig-säure	aromat. und heterozykl. Essigsäure					
Acetylsalicyl-säure (ASS)	Diclofenac	Indometacin	Ibuprofen	Flufenamin-säure	Oxyphen-butazon	Piroxicam	Nimesulid
Diflunisal	Alcofenac	Sulindac	Naproxen	Mefenamin-säure	Phenyl-butazon	Tenoxicam	
Aloxiprin	Fenclofenac	Tolmetin	Flurbiprofen	Meclofen-aminsäure	Apazon	Meloxicam	
Tolfenamin-säure	Metizinsäure	Acemetacin	Fenbrufen	Etofenamat	Feprazon		
		Etodolac	Fenoprofen		Pyrazinol-butazon		
			Ketoprofen				
			Carprofen				
			Tiaprofensäure				

teresse auf die Cyclooxygenase gerichtet, von der es zwei Isoenzyme gibt: Cyclooxygenase 1 und 2. Die Cyclooxygenase 1 wird ubiquitär in allen Geweben gebildet und trägt wesentlich zur Erhaltung der physiologischen Mukusschichtbildung im Magen bei. Auf die Hemmung dieses Isoenzyms sind auch die meisten der bekannten Nebenwirkungen der NSAR zurückzuführen. Das zweite Isoenzym, die Cyclooxygenase 2, ist unter physiologischen Bedingungen in den meisten Geweben nicht nachweisbar. Sie wird vermehrt an Orten der Entzündung gebildet, hier vor allem von den Makrophagen. Die zukünftige Forschung im Bereiche der NSAR wird sich vor allem hinsichtlich einer selektiven Cyclooxygenase-2-Inhibition ausrichten. Es stehen heute schon gewisse NSAR (Nabumeton, Etodolac) zur Verfügung, welche die Cyclooxygenase 2 mehr als die Cyclooxygenase 1 hemmen (Aslanian et al. 1994). Anderweitige stehen (Meloxicam) oder werden bald zur Verfügung stehen.

Pharmakokinetik

Es werden grundsätzlich kurzwirksame NSAR (Halbwertszeit unter 6 Stunden) und langwirksame NSAR (Halbwertszeit über 6 Stunden) unterschieden. Ein steady state ist bei NSAR-Gabe nach 3–5 Halbwertszeiten gegeben. Aus diesem ergibt sich, daß bei langwirksamen NSAR der Wirkungseintritt später einsetzt, außer es wird eine hohe Initialdosis (Loading dosis) gebraucht. Ein schnellerer Wirkungseintritt kann bei langwirksamen Substanzen durch parenterale Applikation erzielt werden. Des weiteren ist bekannt, daß die NSAR-Konzentration in der Synovialflüssigkeit etwa 60% der mittleren Plasmakonzentration beträgt und mit der Serumkonzentration des Albumins als maßgeblicher Trägersubstanz korreliert (> 95% Albuminbindung). Da bei chronisch-entzündlichen rheumatischen Erkrankungen wie der rheumatoiden Arthritis häufig eine Hypoalbuminämie besteht, führt dies zu einem relativ höheren Anteil an freier Wirksubstanz.

Bei vielen Wirksubstanzen wird mehr als die Hälfte während der ersten Leberpassage (first pass) metabolisiert, wobei einerseits eine Biotransformation durch Glucuronidierung des intakten Moleküls und andererseits eine Einfach- oder Mehrfach-Hydroxylierung und anschließende Glucuronidierung erfolgt. Ein wechselnder Anteil (meist über 50%) wird renal in Form von Metaboliten, ein kleiner Teil als unveränderte Substanz (< 1%) und der Rest als Metaboliten in der Galle ausgeschieden. Dabei kommt es je nach NSAR zu einer enterohepatischen Zirkulation, welche teilweise für die gastrointestinalen Nebenwirkungen verantwortlich gemacht wird.

Wirkungsunterschiede

Die meisten NSAR-Vergleichsstudien haben bisher fast keine klinisch relevanten Unterschiede zwischen diesen Substanzen erbracht (Wilkens 1992). Dies ist aus der klinischen Erfahrung auch in Bezug auf ihren Einsatz bei Muskelverspannungen gültig. Eine Metaanalyse der Arbeiten kann wegen verschiedener Studienanlagen oder methodischer Probleme der Datenanalyse nur schlecht durchgeführt werden. Die klinische Erfahrung zeigt, daß beim einzelnen Patienten die Verträglichkeit und auch Wirksamkeit der verschiedenen NSAR-Wirksubstanzen sehr verschieden sein kann. Sollte daher ein Patient auf eine Wirksubstanz nicht ansprechen, ist ein Wechsel der Substanz, auch innerhalb der gleichen NSAR-Gruppe, oft sinnvoll, da über einen möglichen Effekt der neuen Wirksubstanz nichts vorausgesagt werden kann. Für die Auswahl eines bestimmten NSAR ist vor allem das Nebenwirkungsprofil maßgebend.

Nebenwirkungen

Magen-Darm-Trakt: Nebenwirkungen im Gastrointestinaltrakt können unter NSAR-Gabe schon im Ösophagus beginnen, wo sich eine Ösophagitis, erosiv oder ulzerös mit Strikturen, bilden kann. Vor allem bei Reflux scheint das Nebenwirkungsrisiko erhöht zu sein. Im Magen-Darm-Bereich bewirken die NSAR durch eine Synthesehemmung des Prostaglandins E_2 eine Störung der Mukusschichtbildung. Dies kann sowohl auf systemischem Wege als auch durch die lokale Aufnahme der NSAR in die Magenschleimhaut ausgelöst werden. Dabei spielt eine Rolle, daß die meisten NSAR schwache organische Säuren mit einer Ionisationskonstante (pK) von 4–5 sind. In saurem Magenmilieu mit pH-Werten unter 2 sind diese Säuren nicht ionisiert und diffundieren frei durch die Magenzellmembranen. Intrazellulär kommt es dann zu einer Dissoziation bei höherem pH mit Anreicherung der nun ionisierten Form (Ionenfalle). Dadurch kann eine längere intrazelluläre Wirksamkeit entfaltet werden mit nachhaltiger Störung der Prostaglandin-E_2-Synthese. Daneben wird die oxidative Phosphorisierung und der Ionentransport der Zelle so schwer geschädigt, daß die Zellen zugrunde gehen können. Diese Anreicherung der Wirksubstanz in Zellen, welche von einem sauren Milieu umgeben sind, führt zu einer Konzentration der NSAR in entzündetem Gewebe, wo der pH-Wert durch die Entzündungsreaktion tief ist, hier mit der erwünschten Wirkung einer Entzündungshemmung. Die häufigste Nebenwirkung im Magen-Darm-Bereich ist die Dyspepsie, welche jedoch endoskopisch meistens kein pathologisches Substrat aufweist und nicht zu weiteren schweren Komplikationen führt. Oft finden sich punktförmige Hämorrhagien oder auch Erosionen, die meistens ohne Ulzera abheilen. Die Magenulzerabildung ist im Gegensatz zur Duodenalulzerabildung deutlich erhöht. Die Magenulzera unter NSAR-Therapie treten häufig symptomlos auf und werden deshalb lange Zeit nicht entdeckt, mit der damit verbundenen Blutungs- und Perforationsgefahr. Dieser Gefahr wird heute begegnet, indem bei risikogefährdeten Patienten eine Prophylaxe betrieben wird. Als Risikofaktoren gelten: Alter über 65 Jahren, Magen-Darm-Unverträglichkeit der NSAR in der Anamnese, gastroduodenale Ulzera in der Anamnese, hohe Dosierung und lange Therapiedauer, gleichzeitige Corticosteroideinnahme, Nikotinkonsum und orale Antikoagulation. Die gastrointestinalen Nebenwirkungen können durch den Einsatz von Prostaglandin-E_2-Agonisten, H_2-Blockern oder Protonenhemmern signifikant günstig beeinflußt werden. Selten treten eiweißverlierende Enteropathien sowie Kolitiden mit Stenosierungen (diaphragm disease) auf.

Nieren: Da Prostaglandine an der Autoregulation der renalen, hier insbesondere der kortikalen Zirkulation und der glomerulären Filtration teilnehmen, werden durch die verminderte Prostaglandinsynthese eine Drosselung der renalen Durchblutung sowie der glomerulären Filtrationsrate eingeleitet. Dies kann im Extremfall zum akuten Nierenversagen führen. Daneben wurden interstitielle Nephritiden und papilläre Nekrosen beobachtet. Veränderungen im Salz- und Wasserhaushalt mit Salz- und Wasserretention, dadurch bedingten Hypertonien und auch Hyperkaliämien sind weitere mögliche Risiken. Es sollte deshalb vor allem bei Patienten mit Herzinsuffizienz und vorbestehender Nierenerkrankung eine strenge Indikation bezüglich der NSAR-Gabe gestellt werden.

Lungen: Da die kontraktilen und sekretorischen Anteile der Lungen auch durch Prostaglandine gesteuert werden, kann es nach NSAR-Gabe (vor allem durch die Salicylate) zu Asthmaanfällen kommen. Diese sind oft mit einer Rhinitis, Konjunktivitis oder einem Exanthem im Hals-Kopf-Bereich vergesellschaftet.

Leber: Hepatotoxische Nebenwirkungen sind meistens vernachlässigbar und sehr oft reversibel. Gelegentlich wird ein Transaminasenanstieg beobachtet, welcher jedoch bei Werten unter dreimaligem Normwert nicht zur Absetzung des NSAR zwingt. Bei Überdosierung von Paracetamol kann, besonders bei Kindern, eine tödliche Leberzellnekrose auftreten.

ZNS: Vor allem die lipophilen Wirksubstanzen (z. B. Indometacin) können nen Symptome wie Kopfschmerzen, Schwindel, Tinnitus, Konzentrationsschwäche und in ganz seltenen Fällen Verwirrtheitszustände hervorrufen. Gelegentlich treten auch eine Diplopie oder periorbitale Schmerzen auf.

Haut: Ein urtikarielles Exanthem oder makulopapuläre, exfoliative oder photosensitive Reaktionen wurden schon beschrieben. In ganz wenigen Fällen trat ein Steven-Johnson-Syndrom oder eine toxische epidermale Nekrolyse (Lyell-Syndrom) auf. Auch über leukozytoklastische Vaskulitiden wurde vereinzelt berichtet.

Hämatologie: Die häufigste hämatologische Nebenwirkung ist eine Thrombozytopenie, welche meist mild verläuft und reversibel ist. Die Acetylsalicylsäure bewirkt eine irreversible Cyclooxygenasehemmung und damit auch eine irreversible Thrombozytenaggregationshemmung. Bei den übrigen NSAR dagegen ist diese Nebeneigenschaft reversibel. Dieser Nebeneffekt der NSAR wurde vor allem im Bereiche der zerebro- und kardiovaskulären Erkrankungen zur Prophylaxe von Thrombosen ausgenützt. Vor größeren operativen Eingriffen sollten die NSAR durch Analgetika ersetzt (Paracetamol, Tramadol) und nur solche mit kurzer Halbwertszeit verwendet werden. Acetylsalicylsäure ist mindestens 10 Tage präoperativ abzusetzen, damit eine normale Thrombozytenfunktion gewährleistet ist.

Auswirkungen auf den Gelenkknorpel: Diesbezüglich sind bisher nur widersprüchliche Resultate in Bezug auf Proteoglykan- und Kollagen-Typ-2-Synthese bekannt. Bei degenerativ verändertem Knorpel ist keine sichere negative Wirkung der NSAR dokumentiert worden.

Schwangerschaft und Stillzeit: Hier ist es ratsam, in den ersten drei Monaten keine NSAR zu verordnen. Während der Schwangerschaft sind bei zwingender Indikation vor allem Propionsäurederivate vorzuziehen (Ibuprofen, Naproxen). Einen Monat vor Geburtstermin sollten die NSAR abgesetzt werden, da es unter NSAR u. a. zu einer Ausdehnung der Wehentätigkeit, einer erhöhten Blutungsgefahr und einem verfrühten Schluß des Ductus Botalli beim Kind kommen kann. Während der Stillzeit sind bei entsprechender Indikation Propionsäure und Phenylessigsäurederivate zu bevorzugen.

Interaktionen: Ausgewählte Interaktionen von NSAR mit anderweitigen Medikamenten sind aus Tab. **11** ersichtlich.

Tab. 11 **Einzelne Interaktionen der nichtsteroidalen Antirheumatika mit anderen Präparaten**

Präparate	pathophysiologischer Mechanismus	Kontrollmaßnahmen
Digoxin	renale Clearance ↓ Digoxinspiegel ↑	Bestimmung des Digoxinspiegels
Aminoglykoside	renale Clearance ↓ Aminoglykosid-Spiegel ↑	Serumspiegel-bestimmung
Antihypertensiva ACE-Hemmer Diuretika Betablocker	verminderter anti-hypertensiver Effekt	Blutdrucküberwachung

Chronobiologie

Gewisse Krankheiten können beim Auftreten von Muskelverspannungen eine ausgeprägte tageszeitliche Schwankung zeigen (z. B. rheumatoide Arthritis, gewisse degenerative Veränderungen mit morgendlich betonten Schmerzen), so daß sich hier vor allem die Verwendung eines langwirkenden NASR am Abend aufdrängt. Daneben können für Schmerzzustände tagsüber kurzwirkende NSAR kombiniert werden. Es ist auch hier bei Rückgang der Beschwerden eine Umstellung auf einfache Analgetika (z. B. Paracetamol) wegen der verschiedenen Nebenwirkungen zu erwägen.

Ausblick

Neuere Substanzen, insbesondere selektive Cyclooxygenase-2-Hemmer, werden möglicherweise eine deutlich bessere Verträglichkeit als die gängigen Präparate aufweisen und auch in der Zukunft vermehrt bei Muskelverspannungen eingesetzt werden können.

Fazit

Analgetika, vor allem peripher-wirkende wie auch nicht-steroidale Antirheumatika, haben in der täglichen Praxis einen festen Platz in der Behandlung von Muskelverspannungen verschiedener Ätiologien. Wirkungsmechanismus und Nebenwirkungsprofil müssen bekannt sein, um einen optimalen und erfolgreichen Einsatz zu ermöglichen. Die Präparate sollten bei Muskelverspannungen nicht ohne nicht-medikamentöse unterstützende Maßnahmen wie Prävention und gezielte physiotherapeutische Behandlungen eingesetzt werden.

Literatur

Aslanian, R., Carruthers, N. I., Kaminski, J. J.: Cyclo-oxygenase-2: a novel target for therapeutic intervention. Exp. Opin. Invest. Drugs 3 (1994) 1323–1325.

Hermann, W. M., Hiersemenzel, R., Aigner, M., Lobisch, M., Riethmüller-Winzen, H., Michel, I.: Die Langzeitverträglichkeit von Flupirtin. Fortschr. Med. 111 (1993) 266–270.

Malmivaara, A., Hakkinen, U., Aro, T., Heinrichs, M., Koskenniemi, L., Kuosma, E., Lappi, S., Paloheimo, R., Servo, C., Vaaranen, V., Hernberg, S.: The treatment of acute low back pain: bed rest, exercises, or ordinary activity? New Engl. J. Med. 332 (1995) 351–355.

Nickel, B., Engel, J., Szelenyi, I.: Possible involvement of noradrenergic descending pain-modulating pathways in the mode of antinoceptive action of flupirtine, a novel non-opioid analgesic Agents and Action 23 (1988) 112–116.

Szelenyi, J., Nickel, B.: Putative site(s) and mechanism(s) of action of flupirtine, a novel analgesic compound. Postgrad. med. J. 63 (1987) 57–60 (Suppl. 13).

Schwarz, M., Block, F., Pergande, G.: N-methyl-D-aspartate (NMDA)-mediated muscle relaxant action of flupirtine in rats. Neuropharmacol. Neurotoxicol. 5 (1994) 1981–1984.

Schwarz, M., Schnitt, T., Pergande, G., Block, F.: N-methyl-D-aspartate and α_2-adrenergic mechanisms are involved in the depressent action of flupirtine on spiral reflexes in rats. Europ. J. Pharmacol. 276 (1995) 247–255.

Wilkens, R. F.: The selection of a nonsteroidal antiinflammatory drug. Is there a difference? J. Rheum. 19 (1992) pp. 9–12 (Suppl. 36).

Timmann, D. Plummer, C., Schwarz, M., Diener, H. C.: Influence of flupirtine on human lower limb reflexes. Electroenceph. clin. Neurophysiol. 97 (1995) 184–188.

Myotonolytisch/analgetische Akutbehandlung beim unspezifischen Rückenschmerz

Wolfgang W. Bolten

Muskuläre Dysbalance

Der akute Rückenschmerz hat vielerlei Ursachen und unterschiedliche Krankheitsverläufe. Eine einleitende Irritation führt zur muskulären Tonuserhöhung und zur Muskelverkürzung. Dem folgt auf der Basis neuromuskulärer Verknüpfungen die Inhibition der Aktivität antagonistischer phasischer Muskelfasern. Das gefährdete Bewegungssegment wird ohne Schädigung der Weichteile über die zeitliche Dauer des auslösenden Reizes hinaus schützend fixiert. Die pathophysiologische Endstrecke mit Schmerz, Muskelverspannung, -dysbalance und Funktionsstörung des Bewegungssystems ist trotz unterschiedlicher Ursachen gleich.

Bei wiederholter Irritation verharrt die Muskulatur in der schmerzhaften Verspannung und Verkürzung. Verspannten tonischen Muskeln stehen zuletzt atrophische phasische Antagonisten gegenüber. Die chronische muskuläre Dysbalance führt sekundär zu pathologischen Veränderungen und funktionellen Störungen an anderen Weichteil-, Gelenk- und Wirbelsäulenstrukturen.

Grundlegende Diagnostik

Klinische Leitsymptome der Muskelverspannung sind Schmerz, Bewegungsbehinderung, palpabel erhöhter Muskeltonus, gestörte Weichteiltrophik und -konsistenzveränderung. Schmerz- und Funktionsanamnese, Inspektion und Prüfung der Beweglichkeit, der Muskelverkürzung und Muskelermüdbarkeit, der Weichteilkonsistenz und des Palpationsschmerzes sowie die neurologische Untersuchung sind grundlegende Analysetechniken, die in der überwiegenden Zahl aller Fälle auch ohne technische, ergänzende Untersuchungen eine sichere Diagnose zulassen. In diesem Fall sollte unverzüglich unter Verzicht auf kostenintensive technische, Diagnostik mit der Akutbehandlung begonnen werden.

Unter den bildgebenden Verfahren gehört nicht einmal die Röntgenaufnahme zur initialen Diagnostik von Rückenschmerzen. Klinische Symptome korrelieren nämlich kaum mit radiologischen Veränderungen. Über mechanische pathologische Prozesse informiert ggf. eher die laterale Aufnahme der LWS als die ventrale. Die Myelographie hat ihre Bedeutung nach Einführung anderer radiologischer Techniken wegen der notwendigen komplikationsträchtigen Lumbalpunktion verloren.

Die Knochenszintigraphie ist unspezifisch und als Screening-Untersuchung von geringerem Wert. Ggf. kann sie unspezifisch die Lokalisation von Infektionen, Tumoren, Arthritiden oder Frakturen aufdecken.

Mit der Computertomographie wird die Knochenstruktur der Wirbelsäule und die strukturelle Zuordnung der Weichteile am besten bestimmt. Hohe Strahlenbelastung und hohe Kosten sind limitierende Faktoren. Dagegen ist die Magnetresonanztomographie nicht invasiv und nicht strahlenbelastend, aber ebenfalls kostenintensiv. Bei klinischem Verdacht können osteomyelitische Prozesse von Tumoren unterschieden werden. Knöcherne und Weichteilstrukturen werden ohne intrathekale Kontrastmittelapplikationen darstellbar.

Die Elektromyographie mit Nervenleitgeschwindigkeitsmessung kann bei der Identifizierung von Nervenkompressionen und Muskelschädigungen hilfreich sein. Laboruntersuchungen sind bei den meisten Patienten im Rahmen der initialen Untersuchung ebenfalls nicht erforderlich. In unklaren Fällen sollte aber zumindest die BSG bestimmt werden, um eine entzündliche Veränderung im Körper auszuschließen. Andere Laboruntersuchungen werden durch Ergebnisse der Vordiagnostik oder Verdachtsdiagnosen notwendig.

Akutbehandlung der Muskelverspannung

Myotonolytisch-analgetische Therapie

Die akute pharmakologische Behandlung der Rückenschmerzen kann den pathologischen Prozeß frühzeitig unterbrechen und damit der Chronifizierung Einhalt gebieten. Durch Analgetika wird der Schmerz vermindert und sekundär die schmerzinduzierte Muskelverspannung begrenzt. Durch Myotonolytika wird der erhöhte Muskeltonus gelöst und der assoziierte Schmerz gelindert. In jedem Fall kann daraus die Verbesserung der Bewegungsfunktionen resultieren.

Als peripher wirkendes Analgetikum hat Paracetamol einen medizinisch anerkannt hohen Stellenwert. Ein antiphlogistischer Effekt konnte im Tiermodell erst mit sehr hohen Dosierungen erzielt werden.

Das meist verordnete Muskelrelaxans war bis zu seiner Marktrücknahme im November 1996 das vorwiegend zentral angreifende Chlormezanon. Die Art seiner Wirkung charakterisiert Chlormezanon als „Interneuronen-Blocker". Das unterscheidet die Substanz von den zentral angreifenden „Tranquilizern" oder den auf die α-Motoneurone wirkenden Antispastika. Ausschlaggebende Bedeutung für die Klassifizierung eines Medikamentes als Myotonolytikum hat dessen Verhältnis von muskelrelaxierender zu sedierender Wirkung (Kuschinsky 1961). Die muskelrelaxierende Wirkung von Chlormezanon manifestierte sich bereits 15–30 Minuten nach Gabe einer 200 mg Dosis in einer verkürzten Reaktionszeit des Muskels. Die nur mäßig tranquilisierende Wirkung von Chlormezanon erlaubte dem Patienten, seiner gewohnten Alltagsbeschäftigung weiter nachzugehen. Ähnliches gilt für Tetrazepam (Musaril®). Ein anderes gut wirksames Myotonolytikum ist das Tizanidin (Sirdalud®), welches über Stimulation zentraler α2-Adrenozeptoren wahrscheinlich zu einer verminderten Freisetzung von exzitatorischen Aminosäuren auf Rückenmarksebene führt (Coward 1989).

Der jeweilige Beitrag der Medikamente zum Behandlungserfolg ist klinisch kaum quantifizierbar. In vielen Fällen reicht die myotonolytische und manchmal die analgetische Behandlung aus. In anderen Fällen kann die Wirksamkeit erst durch die kombinierte myotonolytisch-analgetische Behandlung erreicht werden. In diesem Zusammenhang ist auch Flupirtin interessant, da es sich hierbei um ein zentral wirksames Analgetikum handelt, das zusätzlich einen muskelrelaxierenden Effekt besitzt.

Bei der individuellen Entscheidung für das eine oder andere Verordnungsprozedere spielt die Erfahrung des behandelnden Arztes eine wichtige Rolle.

Physikalisch-medizinische Behandlungsmaßnahmen und die Einleitung von Verhaltensänderungen des Patienten tragen zur Muskelrelaxation bei. Sie stehen vor allem in der Dauerbehandlung chronischer Rückenschmerzen und der (Rezidiv-)Prophylaxe an erster Stelle. Sie sollten aber schon bei der Erstellung des Behandlungsplans in der akuten Phase der Erkrankung Berücksichtigung finden. Wegen der Komplexität der Ätiopathogenese und wegen der Wechselwirkung der verschiedenen somatischen und psychischen Faktoren ist bei den weichteilrheumatischen Syndromen die mit der medikamentösen analgetisch-myotonolytischen Behandlung beginnende Polytherapie oft das einzige kurzfristig erfolgreiche Behandlungskonzept, das auch der Chronifizierung des Krankheitsprozesses Einhalt gebietet.

Kritischer Einsatz von Antirheumatika

Entzündliche Veränderungen im Bereich der Wirbelsäule sind nur selten Ursache für das pathologische Geschehen. Auf die entzündungshemmende Wirkung der NSAR kann in der Regel verzichtet werden. Bei Querschnittsuntersuchungen werden bei 12–28% der NSAR-behandelten Patienten endoskopisch Ulzera gefunden (Ferraz et al. 1995). „Komplizierte" Ulzera sind zwar seltener, können sich jedoch ohne jegliche klinische Symptomatik aus einfachen Mukosaläsionen entwickeln. Deshalb ist in England jährlich mit mehr als 1200 (Hudson und Hawkey 1993), in den USA mit mehr als 7000 Todesfällen und 70 000 Krankenhauseinweisungen (Fries 1991) als Folge NSAR-induzierter gastrointestinaler Komplikationen zu rechnen. In den „entwickelten Ländern" der Welt wird über 26 000 letale NSAR-Gastrointestinalkomplikationen berichtet. NSAR sollten deshalb bei spannungsbedingten Rückenschmerzen allenfalls als Reservemedikamente unter Berücksichtigung notwendiger Vorsichtsmaßnahmen verwendet werden.

Kostensenkung durch Frühbehandlung

80% der Leistungsaufwendungen für Rückenpatienten werden von lediglich 6–8% der Patienten verursacht, deren Leiden in ein chronisches Stadium übergegangen ist (Denner et al. 1993). Die Begrenzung der Zahl chronischer Fälle durch geeignete und erfolgreiche Behandlungsmaßnahmen in frühen Stadien kann einen großen Beitrag zur Kostensenkung im Gesundheitswesen leisten. Akute Rückenschmerzen führen häufig zu Arbeitsunfähigkeitszeiten, die durch zügigen Therapiebeginn verkürzt werden können.

Jeder Therapieerfolg mit ausreichender Schmerzreduktion und Funktionsverbesserung führt zur Begrenzung weiterführender kostspieliger Diagnostik. Der ökonomische Nutzen erfolgreicher Frühbehandlungsmaßnahmen kann deshalb nicht hoch genug eingeschätzt werden.

Erweiterte Diagnostik

Wenn die Erkrankung von Allgemeinsymptomen (Fieber, Schwäche, Gewichtsverlust u. a.) begleitet ist oder die Phänomene durch die bis dahin durchgeführte einfache Diagnostik nicht erklärt werden können, wird eine erweiterte technische Diagnostik erforderlich (Abb. **32**). Beispielsweise geben neurologische Störungen mit schwerer oder progredienter klinischer Symptomatik, insbesondere mit Auftreten von Paresen oder einer Caudasymptomatik (Blasen- oder Mastdarminkontinenz), Veranlassung für die schnelle Abklärung der Operationsindikation.

Die Aussagefähigkeit der gewählten technischen Diagnoseverfahren muß richtig eingeschätzt werden, um patientenfreundlich, schnell und kostengünstig mit adäquaten diagnostischen Methoden zum Untersuchungsziel zu gelangen. Nur wenn die klinische Symptomatik nicht gegen das Ergebnis eines technischen Befundes spricht, ist das Untersu-

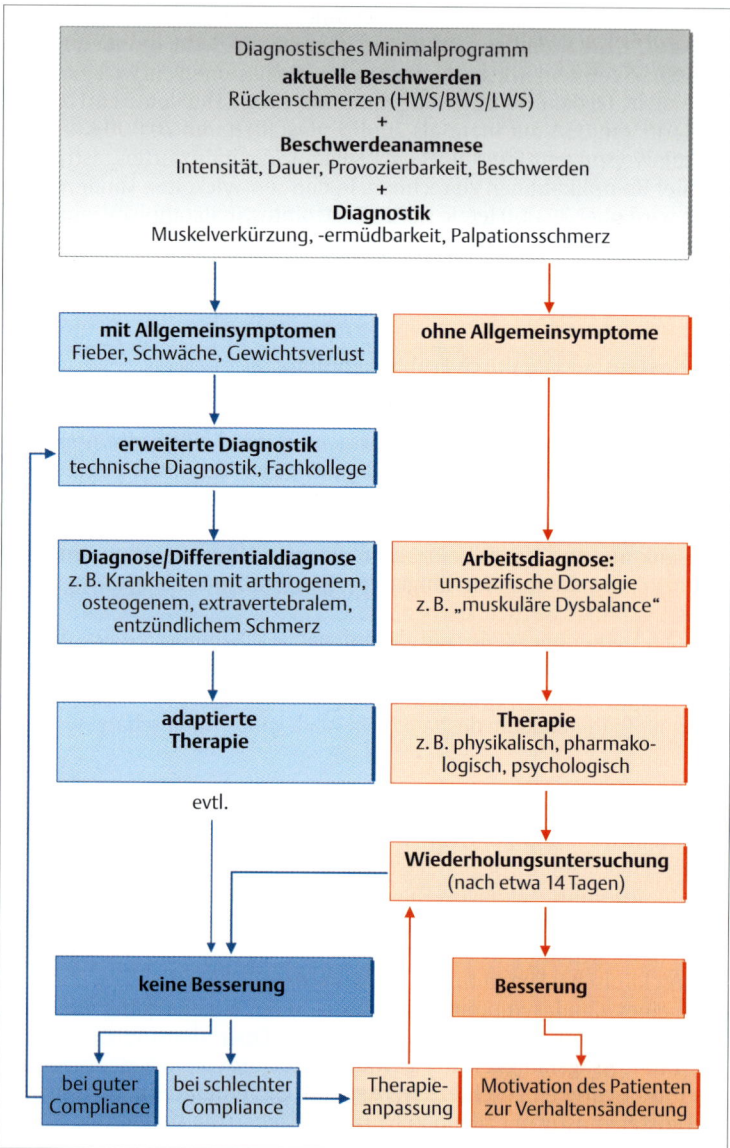

Abb. 32 Diagnostisches und therapeutisches Prozedere bei Rückenschmerzen.

chungsresultat von diagnostischer Bedeutung. Falsch-positive Untersuchungsbefunde sind allzu oft Anlaß für ausgedehnte, kostenträchtige und manchmal risikoreiche, invasive diagnostische Schritte oder zwangsläufig erfolglose therapeutische Interventionen. In vielen Fällen verzögern sie unnötig die Einleitung der kostensparenden muskelrelaxierenden und Akuttherapie.

Literatur

Coward, P., Tizanidinc, U.: Neuropharmacology and mechanisms of activity. Neurology, 1994, 44 (Suppl. 9) 6 – 11

Denner, I., et al.: Vorstellung eines mit wissenschaftlichen Methoden entwikkelten Analyse- und Trainingskonzeptes zur Quantifizierung und Optimierung des Funktionszustandes der Wirbelsäule. FP2 Kompakt. (1993) 2 – 4.

Ferraz, M. B., Maetzel, A., Bombardier, C.: Meta-analysis of misoprostol in the prevention of gastroduodenal (GD) ulcers in Patients taking nonsteroidal anti-inflammatory drugs (NSAID). Arthr. Rheum. 38,9 (Suppl) (1995) 385.

Friend, D. G.: Pharmacology of Muscle Relaxants. Clin. Pharmacol. Ther., 5 (1964) 871 – 878.

Fries, J. F.: NSAID gastropathy: the second most deadly rheumatic disease? Epidemiology and risk appraisal. J. Rheumatol. 28 (Suppl) (1991) 6 – 10

Hudson, N., Hawkey, C. J.: Non-steroidal anti-inflammatory drug-associated upper gastrointestinal ulceration and complications. Europ. J. Gastroent. Hepatol. 5 (1993) 412 – 419.

Kiesewetter, H. et al.: Wirkmechanismus des Myotonolytikums Chlormezanon. Z. Allg. med., 66 (1990) 343 – 345.

Kuschinsky, G.: Wirkungsweise neuer Myotonolytica. Dtsch. med. Wschr., 86 (1961) 35.

Lockett, M. F., Patel, U. G.: The analgesic action of chlormezanone. J. Pharm. Pharmacol. 13 (1961) 536 – 542.

Oden, A., et al.: MISTRAL, A triple-blind, placebo controlled, randomized multicentre, phase IV comparison of paracetamol, chlormezanone and their combinations in consecutive out-patients with acute lumbago. Internes Dokument der Sanofi Winthrop GmbH (1992).

Raspe, H., Kohlmann, T.: Rückenschmerzen – eine Epidemie unserer Tage? Dtsch. Ärztebl. 90 (1993) 2920 – 2926.

Rogers E. J.: Treatment of muscle spasm with physical therapy and a central relaxant (chlormezanone). N. Y. State J. Med. 61 (1961) 120 – 123.

Thompson, M., Kennedy, G.: Treatment of acute low back pain: comparative trial of two musclerelaxants, Tizanidine and Chlormezanone, with placebo. Scand. J. Rheumatol., Suppl. 49 (1983) 20.

Perkutane Rheumatherapie

Stephan Spiess und André G. Aeschlimann

Die Behandlung von Schmerzen im Bereiche des Bewegungsapparates durch Einreiben verschiedenster Heilmittel ist uralt und wird weltweit auch heute noch als wichtiges medizinisches Instrument eingesetzt. Die durch die Hände des Patienten erfolgende Einflußnahme auf den lokalen Schmerz- oder Entzündungsprozeß wird hierbei einerseits auf die Wirkung des eingesetzten Heilmittels zurückgeführt, andererseits aber vermutlich auch auf die positive psychologische Wirkung im Sinne eines Plazeboeffektes. Die Handhabung ist jeweils einfach, in der Regel nebenwirkungsarm und kostengünstig.

In den letzten Jahren sind zahlreiche pharmako-therapeutisch wirksame, perkutan applizierbare Medikamente enwickelt worden, die als Monosubstanz oder Kombinationspräparate eingesetzt werden können.

Die wichtigsten uns heute zur Verfügung stehenden therapeutischen Wirkungsstoffe stammen aus der Gruppe der Analgetika bzw. der Antiphlogistika. Diese Präparate werden mit hyperämisierenden Stoffen und/oder Heparinoiden kombiniert. Durch den zusätzlichen Einsatz von Alkohol oder Menthol kann bei der Applikation lokal ein Kältereiz mittels Verdunstung ausgelöst werden. Einreibemittel auf pflanzlicher Basis, ätherische Öle, Bienengift, Kampfer, ergänzen das Spektrum der heute häufig angewendeten Mittel.

Perkutan angewandte Mittel bei rheumatischen und posttraumatischen Schmerzen sind in verschiedenen galenischen Formen erhältlich: Gelee, Creme, Salbe, Pflaster, Liniment, Spraylösung und Balsam. Die Applikation ist in der Regel manuell, gelegentlich wird zur Verbesserung der Penetration die Sono- oder Iontophorese eingesetzt. Eine besondere Stellung nehmen Umschlagpasten, Kompressen, Wärmepackungen sowie Schwefelbäder und andere Badezusätze ein.

Außer den durch Verdunstung einen lokalen Kältereiz auslösenden Alkoholen und Menthol erfolgt der **Transport** transkutan durch die Epidermis, die Haarfollikel und die Schweißdrüsen. In der papillären Dermis geschieht der Eintritt in die Blut- und Lymphzirkulation. Naturgemäß bestehen sehr große regionale Unterschiede der Permeation bis Faktor 100, welche einerseits abhängig ist von den anatomischen Besonderheiten der behandelten Region, andererseits von der Eigenschaft des Arzneimittels.

Verschiedene Untersuchungen haben gezeigt, daß die hauptsächliche Barriere bei der perkutanen Applikation das intakte Stratum corium ist. Dieses verhält sich vorwiegend wie ein passives Diffusionsmedium. Dementsprechend spielt bei der Absorption deshalb zunächst die rein physikalisch-chemische Eigenschaft (Galenik) des eingesetzten Arzneimittels eine sehr wichtige Rolle. Ebenfalls von großer Bedeutung ist der Applikationsort mit den anatomischen Gegebenheiten (Hautbeschaffenheit, subkutane Strukturen wie Fettgewebe, Sehnen, Gelenkkapseln usw.), der Feuchtigkeitsgehalt des Stratum corneums und die Größe der Applikationsfläche bzw. die Menge des Arzneimittels (Treffel und Gabard 1993). Die höchsten Absorptionsraten weisen die Axilla, die Gesichts-, Kopf- und Skrotalhaut auf.

Die Hautpermeation kann zum einen durch besondere Applikationsformen wie Okklusivverbände (Nowack und Eckenberger 1986). (Feuchte Kammern führen zu einem erhöhten Quellzustand der Hornhaut.) Durch den Zusatz von bestimmten hornhauterweichenden Pharmakas wie Dimethylsulfoxyd, Salizylsäure und Harnstoff u. a. kann die Resorption verbessert werden.

Wirkungsmechanismus der perkutanen Therapie

Der Hauptmechanismus der perkutanen Therapie ist selbstverständlich abhängig von der eingesetzten Grundsubstanz. Er ist aber vorerst mechanisch und thermisch-reflektorisch bedingt. Durch den lokalen Massageeffekt kommt es zu einer Reizung peripherer, sensibler und sympathischer neuraler Endstrukturen. Via neurophysiologische Reflexmechanismen führen diese zu einer reflektorischen Wirkung an tieferliegenden Strukturen des Bewegungsapparates wie Subkutis, Faszien, Muskulatur, Sehnen, Gelenkkapsel und -flüssigkeit sowie auch der inneren Organe (somatoviszerale Reflexe). Die analgetische Wirkung erfolgt via Gate-Kontrollmechanismus: Durch afferente Signale der Peripherie, verstärkt noch durch Reizung der Mechanorezeptoren, kommt es zu einer Hemmung bzw. Auslöschung peripherer und zentraler nozizeptiver Erregung.

Der Wirkungsmechanismus perkutan applizierter Medikamente ist aber nicht allein durch mechanische und thermisch-reflektorische Mechanismen erklärbar. Von großer Bedeutung ist, wie erwähnt, die chemisch-pharmakologische Eigenschaft der Präparate selbst. So kommt es bereits früh in der Applikation, zum Beispiel durch rasch verdunstende Lösungsmittel wie Alkohole oder Menthol, zu einem oft wohltuenden Kühleffekt. Der zusätzliche Einsatz von Lokalanästhetika, z. B. in Kombinationspräparaten, ermöglicht zusätzlich die Ausschaltung von oberflächlichen Schmerzfasern, und die Vasodilatanzien führen zu einer lokalen Hyperämie.

Eine lokale spezifische pharmakologische Wirkung am Krankheitsort konnte mittels direkter Diffusion in oberflächlich liegenden Strukturen oder Gelenkhöhlen mit Anreicherung insbesondere in der Synovialmembran bei zahlreichen Antirheumatika gezeigt werden (vor allem bei perkutan appliziertem Diclofenac, Flufenaminsäure, Ibuprofen). In der heute verfügbaren Formulierung weisen diese Präparate denn auch einen gegenüber Plazebo statistisch signifikanten Effekt auf (Panse et al. 1974, Nowack und Eckenberger 1986, Nocker und Diebschlag 1991, Treffel und Gabard 1993). Auch wenn der lokale Serumspiegel der perkutan applizierten Präparate manchmal tiefer ist als bei anderen Applikationsformen wie der oralen Einnahme, ist der Wirkungseffekt nicht zu unterschätzen.

Einen besonderen Wirkungsmechanismus weist das Capsaicin auf, welches direkt auf die sensorischen afferenten Fasern in der Haut wirkt und so eine neurogene entzündliche Antwort auf Hyperalgesie, brennende Schmerzen und Juckreiz hervorruft. Durch die wiederholte Applikation kommt es zu einer Desensibilisierung, welche einerseits auf den irritierenden Effekt des Capsaicins selbst, andererseits auf die Blockade der Axonenreflexe der Vasodilatation zurückzuführen ist (Carter 1991).

Indikationen

Perkutan angewandte Mittel werden vor allem bei rheumatischen und posttraumatischen Schmerzen eingesetzt. Affektionen wie Tendinitiden, Tendosynovitiden, Peritendinitiden und Insertionstendopathien, Periarthropathien, posttraumatische Schwellungen und Schmerzen, insbesondere bei Kontusionen, Distorsionen (Nocker und Diebschlag 1991), Hämatomen oder Zerrungen sowie segmentale funktionelle Störungen der Wirbelsäule sind gute Indikationen für diese Präparate.

Anwendungseinschränkungen

Die Kontraindikationen sind erwartungsgemäß Allergien gegen einen der Bestandteile des Präparates, insbesondere bei acetylsalicylsäurehaltigen Medikamenten, die bronchospastische Zustände oder Angioödeme hervorrufen können. Bei einzelnen Präparaten ist bei Okklusivverbänden besondere Vorsicht geboten. Die Medikamente dürfen nicht auf die Augen, Schleimhäute oder offene Wunden wie auch ekzematöse Haut aufgetragen werden. Ebenfalls sollten sie nicht eingenommen werden! Vorsicht ist besonders bei großflächigem Einsatz und bei längerer Anwendung geboten. Da die Medikamente bei schwangeren Frauen nicht untersucht wurden, wird eine Anwendung in der Schwangerschaft nicht empfohlen. Da in der Regel nicht bekannt ist, ob topische Verabreichung in die Muttermilch ausgeschieden werden, sollten stillende Frauen das Präparat ebenfalls nicht einreiben. Bei der Anwendung von perkutanen Mitteln sind kaum Wechselwirkungen bekannt geworden.

Nebenwirkungen

Es gibt wenig Hinweise dafür, daß die Applikation von topischen nichtsteroidalen Antirheumatika mit einer erhöhten Toxizität im Bereich des Magen-Darm-Trakts verbunden ist. Es bleibt aber weiterhin unklar, ob dies auf die niedrige zirkulierende Konzentration der Grundsubstanz zurückzuführen ist oder auf eine verminderte Effektivität (Evans et al. 1995).

Fazit

Der Einsatz von perkutan angewandten Mitteln bei rheumatischen und posttraumatischen Schmerzen und Schwellungen ist nicht mehr wegzudenken. Einzelne dieser Präparate, insbesondere Diclofenac (Bouchier-Hayes et al. 1990), Flufenaminsäure (Nowack und Eckenberger 1986) und Ibuprofen (Treffel und Gabard 1993), weisen in den heute verfügbaren Formulierungen einen gegenüber Plazebo statistisch signifikanten Effekt auf. Die allgemein gute Verträglichkeit der perkutanen Rheumatherapie, trägt zur Beliebtheit dieser Präparate bei jung und alt bei.

Literatur

Bouchier-Hayes, T. A., Rotman, H., Darekar, B. S.: Comparison of the efficacy and tolerability of diclofenac gel and felbinac gel in the treatment of soft tissue injuries. Brit. J. clin. Pract. 44 (1990) 319 – 320.

Carter, R. B.: Topical capsaicin in the treatment of cutaneous disorders. Drug Develop. Res. 22 (1991) 109 – 123.

Evans, J. M. M., Mc Mahon, A. D., Mc Gilchrist, M. M., et al.: Topical non-steroidal anti-inflammatory drugs and admission to hospital for upper gastrointestinal bleeding and perforation: a record linkage case-control study. Brit. med. J. 311 (1995) 22 – 26.

Nocker, W., Diebschlag, W.: Behandlung der Sprunggelenksdistorsionen. Z. Allg.-Med. 67 (1991) 560 – 564.

Nowack, H., Eckenberger, H. P.: Nachweis von kutan applizierbarer Flufenaminsäure im Innenraum des Kniegelenks. Arzneim.-Forsch. (Drug. Res.) 36 (1986) Nr. 10.

Panse, P., Zeiller, P., Sensch, K. H.: Zur perkutanen Resorption von antiphlogistisch wirksamen Substanzen. Arzneim.-Forsch. (Drug. Res.) 24 (1974) Nr. 9.

Treffel, P., Gabard, B.: Ibuprofen epidermal levels after topical application in vitro: effect of formulation, application time, dose variation and occlusion. Brit. J. Dermatol. 129 (1993) 286 – 291.

Physikalische Therapie von Muskelverspannungen

Klaus L. Schmidt

Tastbare Muskelverspannungen („Tendomyosen", „Hartspann", „Verspannung", „Muskel-Hypertonus") gehören zu den häufigsten Indikationen für eine physikalische Therapie im Alltag sowohl des Rheumatologen wie des Physikalischen Mediziners. Es besteht auch kein Zweifel, daß diese Form der Therapie oft erfolgreich ist. Dennoch gibt es kaum kontrollierte vergleichende Studien, und einer breiten Empirie stehen nur wenige verfügbare exakte Daten gegenüber. Die Ursachen dafür sind komplex: Zum einen sind die Mechanismen, die zu einer Verspannung führen, nur teilweise bekannt, zum anderen ist aber auch die Definition des muskulären Hartspannes nicht immer eindeutig. Die verfügbaren technischen Möglichkeiten zur quantitativen Objektivierung der Verspannung (Übersichten: Fischer 1991, Kovac et al. 1994, Schmidt 1989) haben sämtlich Nachteile. Vor allem aber wird – auch in manchen therapeutischen Studien – leider nicht berücksichtigt, daß der palpable (schmerzhafte oder schmerzlose) Muskeltonus sich aus **mindestens zwei verschiedenen Komponenten** zusammensetzt: Einem **elektrischen Anteil** (elektromyographisch erfaßbare Muskelaktivierung) und einem **viskoelastischen Anteil** (Tab. **12**).

Beide Tonusanteile – nicht nur der elektrische! – können Angriffspunkte der Therapie sein; ihr Anteil an der erhöhten Muskelkonsistenz kann ganz unterschiedlich sein, und manuelle oder apparative Palpation

Tab. **12** Ursachen für widersprüchliche Untersuchungsergebnisse zur therapeutischen Beeinflussung von „Muskelverspannungen"

1. keine Unterscheidung zwischen „elektrischer" (= kontraktiler) und „mechanischer" (= viskoelastischer) Muskelkonsistenz (durch manuelle oder apparative Palpation)

2. EMG-Messungen berücksichtigen meist nur Ruhe- oder Willküraktivität statt des „Myointegral-Quotienten"

3. fehlende Berücksichtigung der Dauer einer evtl. elektrischen Hyperaktivität

4. EMG (und Palpation) spiegelt homogene Verteilung einer elektrischen Verspannung vor, während diese wahrscheinlich inhomogen ist

vermögen zwischen den beiden Hauptkomponenten nicht zu unterscheiden. Der „Ruhetonus" kann elektrisch stumm, aber auch von einer elektrischen Hyperaktivität begleitet sein.

Unsere eigenen früheren Untersuchungen haben gezeigt, daß auch die **Dauer einer Muskelverspannung** für deren elektrische Aktivität eine Rolle spielt: Je länger die chronische Lumbalgie bei einer degenerativen Wirbelsäulenerkrankung dauerte, um so geringer war die oberflächenelektromyographisch erfaßbare Aktivität, was als Hinweis auf einen bindegewebigen Umbau mit Verlust an kontraktiler (elektrisch aktivierbarer) Muskelsubstanz gedeutet werden kann (Schmidt und Podzich 1967). Die bekannten tastbaren paralumbalen, oft derben Muskelstränge haben oft kein elektrisches Äquivalent in Ruhe, und erst die durch Muskelarbeit ausgelöste Willküraktivität zeigt dann deutlich, daß signifikant weniger aktivierbare Muskelfasern rekrutierbar sind (Tab. **13**). Wir haben darum schon vor fast drei Jahrzehnten empfohlen, neben der elektrischen Ruheaktivität auch die Willküraktivität mit zu messen und aus beiden Werten – als Maß für die elektrische Aktivierbarkeit eines Muskels – den Quotienten zu bilden (z. B. Myointegralquotienten). Schließlich darf auch ein subjektiv empfundener Muskelschmerz keinesfalls automatisch mit einer erhöhten elektrischen Aktivität gleichgesetzt werden (Tab. **14** und **15**).

Tab. **13**   **Integrierte elektrische Aktivität des M. erector trunci bei 36 Kranken mit ankylosierender Spondylitis, 39 Patienten mit degenerativen Veränderungen der LWS und 26 Gesunden**

	ankylosierende Spondylitis	degenerative LWS-Veränderungen	Gesunde
1. mittlerer Ruhetonus (in Int/5 min)			
rechts	1046	1051	1040
links	898	1024	892
2. mittlerer Tonus bei Muskelarbeit (in Int/1 min)			
rechts	654	911	1237
links	686	932	1230
3. mittlerer Arbeits-Ruhe-Quotient des Myointegrals			
rechts	3,5	5,0	6,7
links	3,8	5,6	7,8

Tab. **14 Muskelverspannungen und physikalische Therapie: grundsätzliche Vorbemerkungen**

1. Objektiv tastbar erhöhter „Muskeltonus" ist nicht gleichbedeutend mit Muskelkontraktion, erhöhter elektrischer Aktivität oder „Verspannung".
2. Subjektiv empfundene Muskelsteifigkeit und Verspannung ist nicht gleichbedeutend mit erhöhter elektrischer Muskelaktivität.
3. Subjektiv empfundene „Myalgie" und generalisierte Tendomyopathie (Fibromyalgie) ist nicht gleichbedeutend mit erhöhter elektrischer Muskelaktivität.
4. Lokaler Muskel-Druckschmerz ist nicht gleichbedeutend mit erhöhter elektrischer Muskelaktivität.
5. Muskeldauerkontraktion bedeutet nicht zwangsläufig erhöhte elektrische Muskelaktivität (Kontraktur).

Tab. **15 Muskelaktivität und Muskelschmerz**

1. Die elektrische Muskelaktivität in Ruhe ist bei Patienten mit Muskelschmerz nicht erhöht.
2. Erhöhte elektrische Muskelaktivität kann schmerzlos sein.
3. Zwischen wiederholten dynamischen (maximalen) Muskelkontraktionen kann die EMG-Aktivität erhöht sein.

Ziele einer physikalischen Therapie der „Muskelverspannung"

Geht man also davon aus, daß ein palpabel erhöhter Muskeltonus sich aus einem elektrischen und einem viskoelastischen Anteil zusammensetzt, so muß man sich zunächst fragen, ob es denn überhaupt therapeutisch erwünscht ist, in jedem Fall einen solchen Hypertonus zu verringern und wenn ja, welchen Anteil desselben. Teleologisch gesehen könnte ein elektrisch aktiver Hartspann ja sogar eine erwünschte Reaktion der „Ruhigstellung" der Wirbelsäule bei einer zugrundeliegenden nozizeptiven Stimulation sein. Eine Therapie wird wohl nur dann sinnvoll sein, wenn die Muskelverspannung auch von den entsprechenden Beschwerden begleitet ist; nicht der Muskelhypertonus, sondern seine eventuellen Folgen führen den Patienten zum Arzt (Tab. **16**). An seinen Beschwerden und den unerwünschten Symptomen einer (längerdauernden) Verspannung orientiert sich dann die Therapie (Tab. **17**).

Tab. 16 **Klinische Leitsymptome der „Muskelverspannung"**

fast immer vorhanden:
1. erhöhter palpabler Muskeltonus
2. Schmerz
3. Bewegungsbehinderung

häufig vorhanden:
1. gestörte Trophik bzw. Durchblutung
2. bei „chronischer" Muskelverspannung: Konsistenzveränderungen des Bindegewebes (Wassergehalt!) mit verminderter elektrischer Aktivierbarkeit der Muskulatur

Tab. 17 **Ziele einer physikalischen Therapie bei „Muskelverspannungen"**

1. Schmerzlinderung
2. Muskelentspannung
3. Hyperämisierung
4. Auflockerung des Bindegewebes
5. Funktionsverbesserung
6. Beseitigung von Fehl- und Schonhaltungen
7. Schutz vor Überlastung
8. Mitbehandlung einer Grundkrankheit

Physikalische Therapiemittel zur Behandlung der Muskelverspannung

Das therapeutische Dilemma einer pathogenetisch und symptomatologisch orientierten Therapie der Muskelverspannungen beruht nicht nur auf den bereits erwähnten vielschichtigen Aspekten des Hartspannes selbst, sondern auch darauf, daß alle Therapiemittel der physikalischen Medizin komplexe und variable Angriffspunkte und Wirkungen haben. So wirken Wärme wie auch Kälte sowohl schmerzstillend wie muskelentspannend, wenn auch über verschiedene Mechanismen, und die in der Tab. **18** aufgeführten methodischen Möglichkeiten stellen eine mehr empirische Rangfolge auf, die im Einzelfall durchaus nicht zutreffen muß. Immer sollten auch die veränderte Trophik und die Funktion des betroffenen Muskels bzw. der Muskelgruppen berücksichtigt werden, und selbstverständlich müssen zugrundeliegende, für die Verspannung evtl. verantwortliche Erkrankungen oder Störungen mit behandelt werden. Örtliche **Wärmeapplikationen** gehören wohl zu den am häufigsten eingesetzten Therapieverfahren, da die Wärme (wie auch die Kälte) besonders hohe analgetische Potenzen hat; die engen Beziehungen zwischen Muskelverspannung und Muskelschmerz erlauben hier

Tab. **18** **Physikalische Therapie der „Muskelverspannung"**

Möglichkeiten der Schmerzlinderung

Kälte (Eis, gefrorenes Gel im Beutel)
Wärme (Peloide, Bäder, Hochfrequenztherapie, Infrarot)
nieder- und mittelfrequente Ströme
spezielle Massagetechniken (Periostbehandlung)

Möglichkeiten der Muskelentspannung

Wärme
Kälte (cave: Unverträglichkeit)
vorsichtige manuelle Massage
warme Bäder, auch mit Zusätzen (Solebäder!)
Grifftechniken der manuellen Medizin
spezielle Techniken der „Entspannungsgymnastik"
EMG-Biofeedback
Vibrationen (auch apparativ)
Unterwasserbewegungstherapie und lockernde Krankengymnastik
Reizstromtherapie (z. B. Wymoton®)

Möglichkeiten der Verbesserung der Trophik

niederfrequente Stromformen (Galvanisation, diadynamische Ströme)
Wärme
Bewegungstherapie
klassische Massage und Unterwasserdruckstrahlmassage

Möglichkeiten zur Beeinflussung der veränderten Bindewebskonsistenz

Ultraschall (Auflockerung des kollagenen Gewebes)
entstauende Bewegungstherapie (Wassergehalt!)

Möglichkeiten der Funktionsverbesserung und des Muskeltrainings

Krankengymnastik, Unterwasserbewegungstherapie
isometrisches und isokinetisches Training
neofaradischer Schwellstrom
mittelfrequenter Wechselstrom (Wymoton®)
Entlastung, Schonung, Korrektur

u. U. eine „quasi pathogenetische" Therapie, wenn auch die Wirkungsmechanismen der Wärme mehr Fragen offenlassen als Antworten bereithalten (Tab. **19**). Auch für Kälteanwendungen darf man vermuten, daß ihre muskelentspannende Wirkung zumindest teilweise auf die Kälteanalgesie zurückgeführt werden kann (Tab. **20**). Andererseits fanden Weh und Ahmad (1993, 1994), daß **nach** einer örtlichen Wärme- und Kälteapplikation der Unterarmmuskulatur bei Epicondylopathia humeri die elektrische Aktivierbarkeit der Muskeln verstärkt war. Auch

Tab. 19 Beeinflussung des Muskelschmerzes durch Wärme: mögliche Angriffspunkte und Wirkungsmechanismen

1. Herabsetzung eines pathologisch erhöhten Muskeltonus
2. Verbesserung der Durchblutung mit
   – Intensivierung der Sauerstoff- und Energiezufuhr
   – Ausschwemmung schmerzauslösender Substanzen
3. Auflockerung des Bindegewebes
4. bei hohen Wärmeintensitäten:
   – „Counter-Irritation"
   – Blockierung der Schmerzleitung
5. reflektorische Einwirkung über die Haut?
6. Dämpfung der Aktivität von γ-Motoneuronen?
7. Dämpfung der Erregbarkeit der Muskelspindeln?
8. verstärkte Entladung der Muskelspindeln?
9. reflektorischer Einfluß auf Nozizeptoren über Thermorezeptoren?
10. Anhebung einer pathologisch erniedrigten Schwelle der Nozizeptoren?
11. direkte Beeinflussung schmerzauslösender Substanzen? (s. Kap. Ätiologie)

Tab. 20 Schmerzbekämpfung durch Kryotherapie: diskutierte Wirkungsmechanismen

1. Blockierung der Erregung von Kälterezeptoren durch „Reizkonkurrenzierung" mit denen aus Schmerzfasern
2. Verminderung der Akkommodationsfähigkeit durch Beeinflussung von Membraneigenschaften
3. bei längerer Applikation: Einschränkung oder Verminderung der Produktion, Freisetzung oder Rezeption von Transmittersubstanzen an freien Nervenendigungen
4. Verlängerung der Refraktärzeit in langsam leitenden Nervenfasern
5. Blockade freier Nervenendigungen
6. Verminderung der motorischen Nervenleitungsgeschwindigkeit
7. Beeinflussung der neuromuskulären Reizkoppelung an der motorischen Endplatte
8. zentralnervöse Hemmungsmechanismen?

dies spricht dafür, nicht nur die elektrische Ruheaktivität, sondern auch die Arbeits- (Willkür-)Aktivität immer **mit** zu untersuchen.

Elektromyographisch kontrollierte Studien zum Effekt einzelner physikalisch-therapeutischer Methoden gibt es nur wenige (Tab. 21). Unsere eigenen Untersuchungen in früheren Jahren ergaben, daß eine maschinelle Vibrationsmassage am M. trapezius auf der behandelten Seite zu einer recht drastischen „elektrischen" Detonisierung des Mus-

Tab. **21 Aussagen zur z.T. elektromyographisch kontrollierten physikalisch-therapeutischen Beeinflussung von „Muskelverspannungen"**

Örtliche Kälte, mobilisierende Übungen, Ultraschall ... waren sehr wirksam,
wenn sie innerhalb von 2 Monaten nach Symptombeginn angewendet wurden (Kraft et al. 1968).

Ganzkörperkältetherapie wirkt bei generalisierter Tendomyopathie/Fibromy-
algie schmerzlindernd, vermutlich über eine Relaxation verspannter Muskeln
(Stratz et al. 1991).

EMG-Biofeedback setzt Muskelspannung bei verschiedenen „spannungsbedingten" Schmerzen herab (Nouwen 1983, Liebermeister 1984, Peniston u.
Kao 1985, Stuckey et al. 1986).

Postisometrische Relaxation (Bergsmann 1988), Manipulationen (Bittscheidt
1988) und Traktionen (Jette et al. 1985) sowie apparative Vibrationsmassage
(Schmidt 1968, Lundeberg et al. 1984) senken die elektrische Muskelaktivität.

kels führte, allerdings nur dann, wenn das Massagegerät nicht über dem
Behandlungsgebiet bewegt wurde (Abb. **33**) (Schmidt 1968). Auch warme Solebäder mit einer natürlichen Heilquelle waren in der Lage, im
Vergleich zu Süßwasserbädern die elektrische Ruheaktivität des lumbalen M. erector trunci **nach dem Bad** signifikant zu senken (Abb. **34**) (Erbe
und Rusch 1982). Bei diesem Effekt spielen offenbar auch die chemi-
schen Faktoren des Bademediums eine Rolle.

Insgesamt muß man konstatieren, daß die Therapiemittel der physikalischen Medizin eindrucksvoll wirksam sind, daß aber die Empirie
gegenüber einer wissenschaftlich untermauerten Differentialtherapie
überwiegt und Polypragmasie die (sicher legitime) Regel ist. Dies ist an-
gesichts des komplexen Problems der „Muskelverspannung" auch verständlich. Dennoch wären streng kontrollierte Studien mit elektromyographisch **und** mechanisch ermittelten Muskeltonusuntersuchungen
dringend erwünscht.

Fazit

Die Behandlung von „Muskelverspannungen" stellt eine der häufigsten
Indikationen für eine physikalische Therapie im Alltag des Rheumatologen und des Physikalischen Mediziners dar; kontrollierte vergleichende
Studien gibt es aber nur wenige. Bei der Beurteilung von Therapieeffek-
ten wird häufig nicht zwischen dem „elektrischen" (elektromyographisch erfaßbaren) und „plastischen" (nur mechanisch meßbaren) To-
nusanteil der Muskeln unterschieden; der nur durch Palpation ermittel-
te Muskeltonus gibt als reine Konsistenzprüfung keinen Hinweis auf den
quantitativen Anteil dieser beiden Tonusfaktoren.

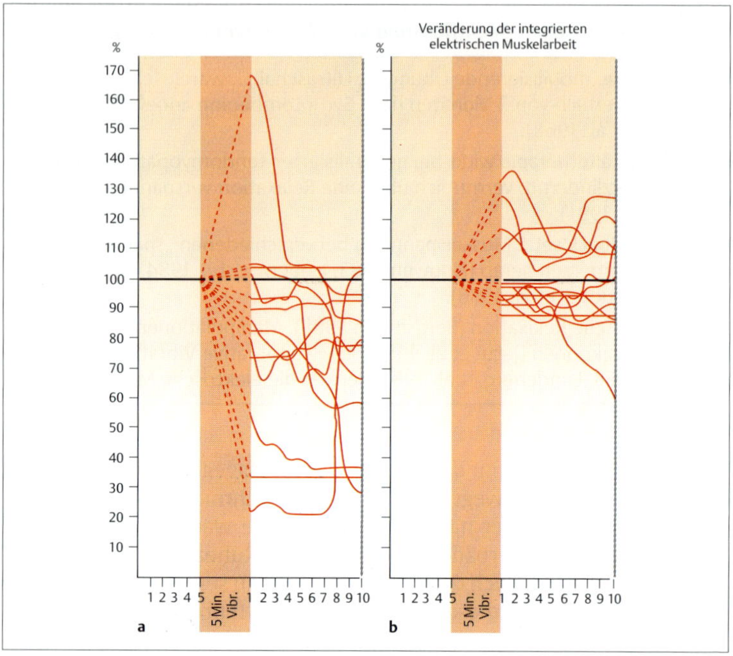

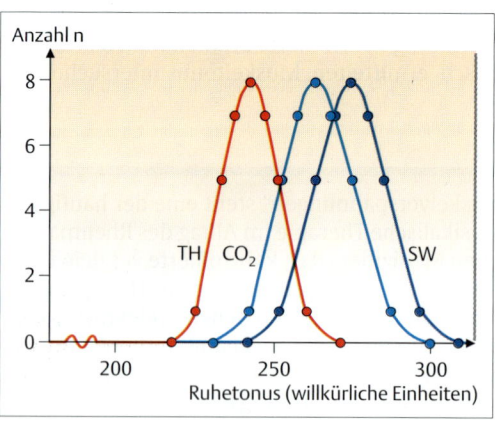

Abb. **33** Wirkungen einer maschinellen Vibrationsmassage auf die elektrische Ruheaktivität des Musculus trapezius: links behandelte Körperseite, rechts unbehandelte Körperseite (nach Schmidt 1968).

Abb. **34** Elektrische Ruheaktivität des M.erector trunci nach 3 verschiedenen Badeformen. TH = kohlensäurearme Thermalsole, CO_2 = kohlensäurereiche Thermalsole, SW = Süßwasser (nach Erbe und Rusch 1982).

Eine Therapie der Muskelverspannung ist nur sinnvoll, wenn Beschwerden vorhanden sind: Schmerz, Bewegungsbehinderung; therapeutische Hauptziele sind neben der Muskelentspannung die Schmerzlinderung, die Verbesserung der trophischen Situation und die Funktionsverbesserung, ggf. auch die Mitbehandlung einer für die Muskelverspannung verantwortlichen Grundkrankheit oder Störung. Die Angriffspunkte der physikalischen Therapiemittel sind komplex und z.T. hypothetisch. In den wenigen elektromyographisch kontrollierten Studien haben sich Kälte, Ultraschall, EMG-Biofeedback, postisometrische Relaxation, Manipulationen, Traktionen, apparative Vibrationsmassage und Sole-Wannenbäder als nachweisbar wirksam erwiesen. Es bleibt festzuhalten, daß die Therapiemittel der physikalischen Medizin sicher wirksam sind, aber eine wissenschaftlich untermauerte Differentialtherapie bisher nur in Ansätzen besteht. Streng kontrollierte Studien mit elektromyographisch **und** mechanisch ermittelten Muskeltonusuntersuchungen wären dringend erwünscht.

Literatur

Bergsmann, O.: Elektromyographische Verifizierung der postisometrischen Relaxation bei peripheren Spannungssymptomen. Man. Med. 26 (1988) 52–54.

Bittscheidt, W.: Elektromyographische Messungen an der Rückenmuskulatur vor und nach Manipulation. Man. Med. 26 (1988) 47–51.

Erbe, H.-P., Rusch, D.: Die Wirkung von Sole-, CO_2-Sprudel-Sole- und Süßwasser-Bädern auf den Ruhetonus der Skelettmuskulatur. Z. phys. Med. 11 (1982) 54–56.

Fischer, A. A.: Muscle spasm in fibromyalgia. Documentation in clinical practice. In Müller, W. (Hrsg.): Generalisierte Tendomyopathie (Fibromyalgie) (Steinkopff: Darmstadt 1991) 79–86.

Jette, D. U., Falkel, J. E., Trombly, C.: Effect of intermittent, supine cervical traction on the myoelectric activity of the upper trapezius muscle in subjects with neck pain. Phys. Ther. 65 (1985) 1173–1176.

Johnson, E. W.: The myth of skeletal muscle spasm (Editorial). Amer. J. phys. Med. Rehab. 68 (1989) 1.

Kovac, C., Krapf, M., Ettlin, Th., Mennet, P., Stratz, T., Müller, W.: Nachweismethoden von Tonusveränderungen der Muskulatur. Z. Rheumatol. 53 (1994) 26–36.

Kraft, G. H., Johnson, E. W., LaBan, M. B.: The fibrositis syndrome. Arch. phys. Med. 49 (1968) 155–162.

Liebermeister, R. G. A.: Myo-Feedback – eine Hilfe in der ambulanten Rehabilitation. Therapiewoche 34 (1984) 4422–4427.

Lundeberg, T., Nordemar, R., Ottoson, D.: Pain alleviation by vibratory stimulation. Pain 20 (1984) 25 – 44.

Nouwen, A.: EMG biofeedback used to reduce standing levels of paraspinal muscle tension in chronic low back pain. Pain 17 (1983) 353 – 360.

Peniston, E. G., Kao, P. C.: The role of biofeedback – assisted relaxation training in muscle tension and analgesia. Clin. Biofeedback Health 8 (1985) 163 – 170.

Schmidt, K., Podzich, M.: Elektromyographische Untersuchungen bei entzündlichem und degenerativem Wirbelsäulenrheumatismus. Z. Rheumaforsch. 26 (1967) 376 – 382.

Schmidt, K.: Das Verhalten der elektrischen Muskelaktivität nach maschineller Vibrationsmassage. Dtsch. med. Wschr. 93 (1968) 114 – 116.

Schmidt, K. L.: Wärmetherapie bei Muskelschmerzen. Krankenhausarzt 60 (1987) 13 – 16.

Schmidt, K. L.: Zur Beeinflussung des erhöhten Muskeltonus durch physikalische Therapie: Methodische Möglichkeiten, Wirkungsmechanismen und möglicher Synergismus mit Myotonolytika. In Miehlke, K. (Hrsg.): Wirkungsnachweis von Myotonolytika (Schattauer: Stuttgart 1989) 41 – 54.

Stratz, T., Mennet, P., Knarr, D., Müller, W.: Ganzkörperkältetherapie – eine neue Möglichkeit im Therapiekonzept der generalisierten Tendomyopathie (GTM). In Müller, W. (Hrsg.): Generalisierte Tendomyopathie (Fibromyalgie) (Steinkopff: Darmstadt 1991) 317 – 322.

Stuckey, S. J., Jacobs, A., Goldfarb, J.: EMG biofeedback training, relaxation training and placebo for the relief of chronic back pain. Percept. Mot. Skills 63 (1986) 1023 – 1036.

Weh, L., Ahmad, S.: Elektromyographie der Unterarmmuskulatur bei der Epicondylopathia humeri vor und nach der Wärmebehandlung. Phys. Rehab. Kur Med. 3 (1993) 52 – 55.

Weh, L., Ahmad, S.: Effekt einer Kälteanwendung auf die Innervation der Unterarmmuskulatur bei der Epicondylopathia humeri. Phys. Rehab. Kur Med. 4 (1994) 49 – 51.

Psychotherapie (Entspannungstechniken)

Peter Keel

Prinzipien, Voraussetzungen

Wie im Kapitel „Muskelverspannungen aus Sicht der Psychosomatik" erwähnt, kann der Spannungszustand der Muskulatur durch eine Veränderung der psychischen Spannung über die willkürlich kontrollierte Spannung hinaus beeinflußt werden, wie dies beim Ausruhen oder im Schlaf natürlicherweise der Fall ist. Eine Vielzahl von Entspannungsverfahren, wie z. B. das autogene Training (Schultz 1932), fördern dies gezielt. Gemeinsames Agens all dieser Verfahren sind die Konzentration auf eine beruhigende Vorstellung oder Aktivität mit entsprechendem Suggestivcharakter (Tab. 22). Von den Hypnosetechniken ist bekannt, daß angestrengte Konzentration allein einen tranceartigen Entspannungszustand, wenn nicht gar eine tiefe Trance herbeiführen kann. Die suggestiv-entspannende Wirkung von ruhigen, rhythmischen Tönen oder Bewegungen ist uns von der Wiege her bekannt, und viele Erwachsene lassen sich auf ähnliche Weise in ein Schläfchen wiegen, z. B. durch das gleichförmige Fahrtgeräusch eines Zuges oder einen monotonen Vortrag (auch am Fernsehen). Der Schlaf stellt sich um so leichter ein, wenn die Beleuchtung schummrig ist, eine von mehreren hilfreichen Rahmenbedingungen für die Entspannung. Neben dem gedämpften Licht und einer angenehmen Geräuschkulisse (leise, gleichförmig, rhythmisch) gehören bequeme Kleidung und entspannte Lagerung bei angenehmer Temperatur dazu. Bei der Arbeit mit Patienten kommen der Lagerung und den übrigen Rahmenbedingungen große Bedeutung zu.

Tab. **22** **Gemeinsame Wirkungsmechanismen der Entspannungsverfahren**

Aufmerksamkeitslenkung (Konzentration)

Suggestionen von Ruhe, Schwere etc.
- verbal, imaginativ (Bilder)
- rhythmisch (Sprache, Musik)
- atmosphärisch (Ruhe, Beleuchtung)

Geübtere können sich und andere auch unter widrigen Umständen in einen tranceähnlichen Entspannungszustand bringen, in welchem die Wahrnehmung derart eingeschränkt ist, daß störende Umgebungseinflüsse nicht mehr wahrgenommen werden.

Für die Ausblendung störender Umgebungseinflüsse spielt die Konzentration eine wichtige Rolle. Sie ist wichtiger als der suggestive Inhalt der Entspannungsformeln. So haben die verwirrenden, unlogischen Satzfetzen, die bei der Konfusionstechnik (vgl. Techniken von Erickson z. B. in Bandler und Grinder 1973) in der Hypnose gebraucht werden, eine sehr stark entspannende Wirkung, ebenso wie beängstigende Bilder im therapeutisch geführten Tagtraum (katathymes Bilderleben Leuner 1987). So kann dort die phantasierte Auseinandersetzung mit einem bissigen Löwen den für den Tagtraum induzierten Entspannungszustand noch weiter vertiefen. Die Konzentration nach innen ist für die Entspannung entscheidender als das beängstigende Erlebnis.

Wirkungsmechanismen der bekanntesten Verfahren

Trotzdem darf die Wirksamkeit von Formeln oder Handlungen, welche direkt oder indirekt die Muskelentspannung fördern, nicht unterschätzt werden. Im autogenen Training von Schultz (1932) sind es die Vorstellung der „Schwere" und die Konzentration auf die Körperwahrnehmung (die Schwere spüren), die zu einem nachweisbaren Nachlassen des Muskeltonus führt. Bei der progressiven Muskelentspannung nach Jacobson (Bernstein und Borkovec 1975) sind es das durch das bewußte Anspannen und Loslassen von einzelnen Muskelgruppen erzeugte Schweregefühl, die Konzentration sowohl auf dessen Wahrnehmung sowie die begleitenden Suggestionen von Entspannung. Beim EMG-Biofeedback (Kröner-Herwig und Sachse 1988) wird dem Behandelten mit Hilfe eines Gerätes der jeweilige Spannungszustand einer bestimmten Muskelgruppe optisch oder akustisch angezeigt. Die simultane Rückmeldung macht es möglich, den Einfluß von Gedanken oder Gefühlen auf den Spannungszustand der Muskeln direkt wahrzunehmen und Wege der Beeinflussung zu entdecken. Vorteil des Verfahrens ist, daß es keine gute Konzentrationsfähigkeit voraussetzt und wenig suggestive Elemente beinhaltet, sondern primär rein technisch-naturwissenschaftlich scheint. Damit lassen sich Hindernisse umgehen, die bei anderen Verfahren eine Entspannung verunmöglichen. Auch läßt sich nicht nur der Tonus einzelner Muskelgruppen z. B. in Relation zur anderen Körperseite zeigen, sondern auch gezielt beeinflussen, was bei lokalen Muskelverspannungen hilfreich sein kann. Nachteilig sind die Abhängigkeit von einem relativ teuren Gerät und die Notwendigkeit der Einzelbehandlung (Tab. 23).

Tab. 23 **Entspannungsverfahren: Vor- und Nachteile der gängigsten Methoden**

	autogenes Training	progressive Muskelrelaxation	EMG-Biofeedback
Mechanismus	Autosugge-stionen: Schwere, Wärme etc.	postisometrische Relaxation, Auto-suggestion	Bewußtmachung, div. Hilfsstrategien
Vorteile	einfache Formeln	starke Strukturie-rung	technische Unter-stützung
Anforderungen	Konzentration, Selbstdisziplin	Geduld, Beweg-lichkeit	Gerät, Einzelin-struktion
Nachteile	(störungsanfällig)	(umständlich)	geräteabhängig

Wer diese Grundprinzipien der Entspannungstechniken kennt, kann das Verfahren nach Bedarf adaptieren, um eine persönlich überzeugende, für den Patienten geeignete Version zu finden. Diese kann allein aus der Konzentration auf einen bestimmten Körpervorgang (z.B. die Atmung), die Körperwahrnehmung oder die Imagination einer beruhigenden Szene bestehen. Wichtig ist, daß die zwei Grundprinzipien von Konzentration und suggestivem Inhalt befolgt werden. Entsprechend lang ist die Liste weiterer, weniger bekannter Entspannungstechniken oder meditativer, körperorientierter Therapieverfahren und die Übergänge zu anderen übenden Verfahren wie Yoga oder Feldenkrais sind fließend. Wird eines dieser Verfahren von einem Therapeuten kompetent und überzeugend eingesetzt, so sollte es gelingen, jede Person zu entspannen, die irgendwie bereit ist, dies mit sich geschehen zu lassen. So ist es beispielsweise nicht notwendig, sich hinzulegen oder die Augen zu schließen, um sich entspannen zu können. Das Fixieren eines Punktes mit den Augen, begleitet von entsprechenden Induktionsformeln, kann eine intensive Konzentration und damit rasch eine tiefe Entspannung bewirken.

Wirksamkeit der Entspannungsmethoden, weitere Therapietechniken

Mit einer Entspannungsmethode allein lassen sich aber nicht alle Spannungen lösen. Zwar haben die erwähnten Verfahren eine nachhaltige Wirkung, die sich in einer Verbesserung der Schlafqualität oder einem Nachlassen von funktionellen Beschwerden (z.B. Spannungskopfschmerzen) äußern kann. Auch ist eine direkte Beeinflussung solcher Beschwerden möglich. Konflikte können dadurch kaum gelöst werden, so daß die Verspannung eventuell rasch wieder zurückkehrt. Allerdings kann das Erlernen einer Entspannungstechnik auch unbewußt eine Verhaltensänderung nach sich ziehen. Die vermehrte Zuwendung zu sich selbst kann eine bessere Abgrenzung gegen außen nach sich ziehen, da die Zeit für die Entspannungsübungen irgendwo genommen werden muß. Entsprechend kann ein Scheitern des regelmäßigen Übens durch solche Konflikte bedingt sein, wie folgendes Beispiel zeigt:

■ Eine ganztägig berufstätige Patientin fand am Feierabend meist keine Zeit für die Entspannungsübungen, obwohl sie diese in der Gruppenstunde als sehr wohltuend empfand. Es stellte sich heraus, daß sie Hemmungen hatte, sich dafür kurze Zeit allein zurückzuziehen, weil sie ihren betagten Vater nicht allein lassen wollte. Er reagierte offenbar sehr vorwurfsvoll, wenn sie ihre Freizeit allein verbringen wollte, und sie hatte schon ein schlechtes Gewissen, weil sie ihn tagsüber allein lassen mußte. Die Behandlungsgruppe unterstützte sie, ihre eigene Gesundheit wichtiger zu nehmen als die Langeweile ihres tyrannischen Vaters. Sie lernte schließlich, ihre übertriebenen Schuldgefühle zu überwinden, und es erwies sich leichter, als sie erwartet hatte, ihr Bedürfnis nach etwas Erholungszeit am Abend ihm gegenüber durchzusetzen. ■

Solche Hindernisse und Konflikte, die Quellen von Spannung sein können, sollten psychotherapeutisch bearbeitet werden. Da viele Patienten mit psychosomatischen Leiden für die Hintergründe ihrer Spannung blind sind, fehlt aber die Motivation für eine Psychotherapie oft. Zwar lassen sich die Spannungen auch mit Psychopharmaka beseitigen, doch kann es zu einer Abhängigkeit von diesen Medikamenten kommen. Um Patienten trotz dieser Widerstände den Einstieg in eine Psychotherapie zu erleichtern und ihnen Zugang zu den verborgenen, abgewehrten Gefühlen zu verschaffen, braucht es mindestens in der Anfangsphase einer Behandlung besondere Techniken oder viel Geduld und wohlwollendes Einfühlungsvermögen. Das schon erwähnte katathyme Bilderleben (Leuner 1987) z.B. kann bei jenen Patienten, die sich gut öffnen können, eine Hilfe sein. Die in der Entspannung heraufkommenden inneren Bilder stellen ähnlich wie Nachträume innerpsychische Konflikte symbolisch dar, wobei in den Tagträumen in der Regel ein logischer Ablauf vorhanden ist. Da keine Amnesie für das Erlebte besteht, kann es im Nachgespräch und eventuell anhand von nachträglich angefertigten Zeichnungen (Abb. 35) besprochen und gedeutet werden. Das in der Entspannung ablaufende Symboldrama entfaltet einen Teil

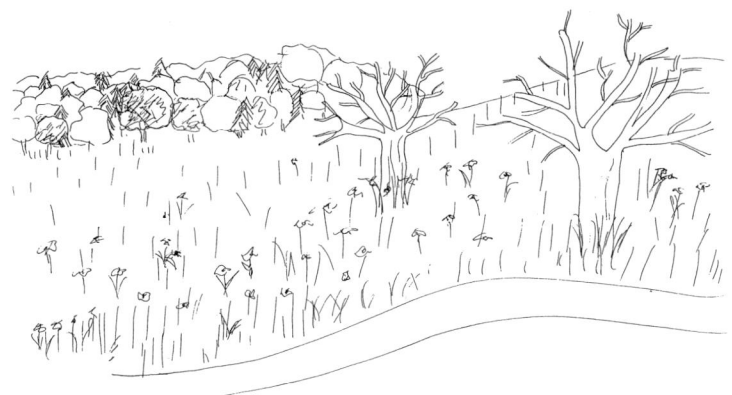

Abb. 35 Nachträgliche zeichnerische Gestaltung eines Tagtraumes. Die zwei kahlen Bäume in der sonst blühenden Wiese sind ein möglicher Hinweis auf die Problematik der 22jährigen Patientin. Seit dem überraschenden Tod der Mutter (toter Baum) vor ein paar Monaten fühlt sie sich oft leer und depressiv. Eigene Todessehnsüchte, die auch zu Suizidgedanken führten, stellen sich vielleicht im zweiten toten Baum dar.

seiner therapeutischen Wirkung in Form einer anhaltenden Entspannung auch ohne diese Aufarbeitung, ähnlich wie bei der Hypnosebehandlung.

Bei einer starken Abwehr von aufkommenden Gefühlen sowie vielen Ängsten und Unsicherheiten in der therapeutischen Beziehung kommen vor allem die kognitiven Verfahren (Meichenbaum und Turk 1976) in Frage. Wie das Beispiel in Tabelle **24** zeigt, können Entspannungsübungen Teil einer kognitiven Strategie sein. Es zeigt auch, wie dieses symptomzentrierte Verfahren trotzdem nicht an der Oberfläche bleiben muß. Indem die Situationsanalyse zur Reflexion des eigenen Verhaltens anleitet, kommen bald auch psychodynamische Aspekte wie unbewußte Ängste zur Sprache. Solche Strategien können auf ganzheitlichem Weg helfen, muskuläre und innerpsychische Spannungen abzubauen (Meichenbaum und Turk 1976).

Tab. **24 Beispiel einer kognitiven Strategie:** Situation: Mein Nacken schmerzt, ich kann den Kopf kaum drehen, auch beim Liegen tut es weh

ungünstige Reaktionen	günstige Reaktionen
Es sind schreckliche Schmerzen.	Ich habe wieder diese Schmerzen, es spannt.
Ob ein Nerv eingeklemmt ist?	Ich bin wohl verspannt, weil ich diese Reise vor mir habe und noch vieles vorbereiten muß; ich habe Angst, zu spät zu kommen.
Es wird immer schlimmer.	Wenn es mir gelingt, mich zu entspannen, wird der Schmerz erträglicher werden.
Ich muß zum Arzt.	Ein warmes Bad und ein paar Entspannungsübungen werden helfen.
Ich muß mich schonen.	Ich sollte wieder regelmäßig schwimmen gehen.

Literatur

Bandler, R., Grinder, J.: Patterns of Hypnotic Techniques of Milton H. Erickson, M. D., Vol. 1 (Meta Publications: Cupertino, California 1973).

Bernstein, D. A., Borkovec, T. D.: Entspannungstraining: Handbuch der progressiven Muskelentspannung (Pfeiffer: München 1975).

Kröner-Herwig, B., Sachse, R.: Biofeedbacktherapie – Klinische Studien, Anwendung in der Praxis (Kohlhammer: Stuttgart 1988).

Leuner, H. C.: Lehrbuch des Katathymen Bilderlebens (Hans Huber: Bern 1987).

Meichenbaum, D. Turk, D. C.: The cognitive-behavioral management of anxiety, anger and pain. In Davidson, P. (Ed.): The Behavioral Management of Anxiety, Depression and Pain (Bruner Mazel: New York 1976).

Schultz, J. H.: Das autogene Training (Thieme: Stuttgart 1932).

Therapeutische Richtlinien für die Praxis

Manfred Zimmermann und Dieter Pongratz

Anläßlich des Symposiums „Muskelverspannungen" in Bad Säckingen vom Juli 1995 wurden in einer interdisziplinären Konferenz folgende therapeutische Richtlinien erarbeitet:

Aus der Sicht des Schmerzphysiologen weist M. Zimmermann, Heidelberg, auf die Bedeutung des Nervensystems bei nahezu allen Formen von Muskelverspannungen hin. Das gilt nicht nur für neurologische Krankheitsbilder mit Spastik, sondern auch für lokale „spastische Reaktionen" bei einem Bandscheibenvorfall, die muskuläre Dysbalance bei rheumatologischen Primärerkrankungen und für nozizeptiv ausgelöste tonische Reflexe bei schmerzhaften Reaktionen im Bewegungsapparat. Bei der Chronifizierung von Schmerzen ist zu beachten, daß das Nervensystem eines chronisch Schmerzkranken schneller konditionieren kann.

Aus praktisch-rheumatologischer Sicht (Bolten, Wiesbaden) haben diese multifaktoriellen Ursachen von Muskelverspannungen, z.B. bei Rückenschmerzen, insofern eine große Bedeutung, als sie mit einer guten Anamnese und sorgfältigen Untersuchung des Patienten meist ausreichend differenziert werden können. Eingreifendere diagnostische Maßnahmen, z.B. das Computertomogramm, sind dann eher gezielt einzusetzen.

Aus der Sicht der Rehabilitationsmedizin (Fischer, New York) ist beim akuten Rückenschmerz der Muskelspasmus auf dem Boden aktivierter „trigger points" zunächst einmal am besten zu unterbrechen durch eine diffuse Infiltration mit Lokalanästhetika, unmittelbar gefolgt von physikalisch-therapeutischen Maßnahmen. Zur Aufrechterhaltung des Effektes ist ein physiotherapeutisch angeleitetes Übungsprogramm sowie der zeitweise Einsatz von Muskelrelaxantien sehr zu empfehlen. Auch Menninger, Bad Abbach, weist auf die entscheidende Bedeutung der Bewegungstherapie hin.

Im Gesamtkonzept der Therapiemöglichkeiten sind weiterhin die Analgetika, die nichtsteroidalen Antirheumatika sowie gewisse Topika (z.B. Capsaicin) anzuführen.

Die Stellung der Muskelrelaxantien ist auf dem Hintergrund der theoretischen Überlegungen sowie der praktischen Erfahrungen zu bewerten.

Dabei besteht Einigkeit, daß es sich bei den Muskelrelaxantien um symptomatisch wirksame Medikamente handelt, deren Stellenwert bei den verschiedenen Formen von Muskelverspannungen unterschiedlich hoch zu bewerten ist.

Herausragende Bedeutung haben Muskelrelaxantien, ggf. allerdings in Konkurrenz zur lokalen Applikation von Lokalanästhetika, in der Behandlung akuter schmerzreflektorischer Muskelverspannungen. Dies gilt insbesondere dann, wenn nach Schmerzreduktion noch weitere therapeutische Maßnahmen zu Gebote stehen. Hier hat sich Tetrazepam sehr bewährt. In der Akutsituation, insbesondere bei abendlicher Gabe, kann auch ein gewisser sedierender Effekt der Substanz erwünscht sein.

Auch bieten gerade Substanzen, wie zum Beispiel Flupirtin, die sowohl analgetisch als auch muskelrelaxierend wirken, bei schmerzhaften Muskelverspannungen einen wichtigen therapeutischen Nutzen.

Die Bedeutung von Muskelrelaxantien in der Therapie chronischer Muskelverspannungen muß im Vergleich etwas geringer eingestuft werden.

Bei der Fibromyalgie ist der Wert einer muskelrelaxierenden Behandlung am wenigsten gesichert.

Ein klarer therapeutischer Effekt – allerdings mit Schwierigkeiten und Grenzen in der klinischen Handhabung – besteht bei der Spastik. Hier sind Baclofen und Tizanidin besonders zu nennen.

Weiterführende Studien müssen Wirkung und Verträglichkeit der einzelnen Myotonolytika bei den verschiedenen Indikationen vergleichend prüfen. Auch die Kombinationsmöglichkeit mit Analgetika und physikalischer Therapie sollte eingehender untersucht werden.

Sachverzeichnis